EL CAMINO HACIA LA RECUPERACIÓN

Una guía sobre lesiones cerebrales para familias

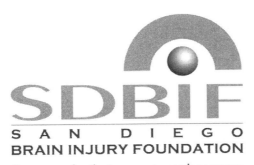

Resources for the journey towards recovery

Por la *San Diego Brain Injury Foundation*

*Proporcionando servicios a sobrevivientes de
lesiones cerebrales
y a sus familias desde 1983
www.sdbif.org*

Publicada por la *San Diego Brain Injury Foundation*

Derechos reservados © 2016

P.O. Box 84601

San Diego, CA 92138

Tel: (619) 294-6541

Sitio en la red: www.sdbif.org

EL CAMINO HACIA LA RECUPERACIÓN

Una guía sobre lesiones cerebrales para familias

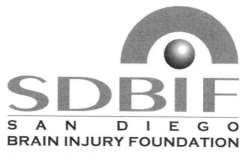

Escrito originalmente por Jamie Reiter, Ph.D.

Actualizado y revisado por:

Teresa Dwight, M.S, CCC-SLP

Heike Kessler-Heiberg, M.A., CCC-SLP

Kathleen Munroe, M.S., CCC-SLP

Cynthia Pahr, M. Ed, CBIST, Ben Coughlan, J.D.

Ruth Curran, M.S.

Traducción al español por Patricia A. Eaton

Diseño de portada por Sylvia Prewo

DEDICATORIA

A los valerosos sobrevivientes, a los dedicados profesionistas médicos y a los generosos cuidadores.

ÍNDICE

INTRODUCCIÓN 8

CAPÍTULO UNO: ¿QUÉ SUCEDIÓ? 1

Comienza la crisis 1

CAPÍTULO DOS: PRIMEROS PASOS 5

CAPÍTULO TRES: OBTENIENDO INFORMACIÓN 11

CAPÍTULO CUATRO: 411

EL RECORRIDO EMOCIONAL DEL PACIENTE 411

CAPÍTULO CINCO: AFRONTANDO LA SITUACIÓN 477

CAPÍTULO SEIS: ASUNTOS FINANCIEROS 577

CAPÍTULO SIETE: ASUNTOS LEGALES 677

CAPÍTULO OCHO: MÁS ALLÁ DE LA REHABILITACIÓN 777

CAPÍTULO NUEVE: LESIÓN CEREBRAL DURANTE LA INFANCIA 89

GLOSARIO 1011

INTRODUCCIÓN

> *"La recuperación se despliega
> como el amanecer, expandiendo su
> gloria en la oscuridad, estimulando
> esperanza de la desesperación".*
>
> **- C.H., Sobreviviente de lesión cerebral**

INTRODUCCIÓN

Esta guía ha sido escrita para cualquier persona que se ha visto afectada por una lesión cerebral, ya sea leve o grave, en la familia o un amigo. El objetivo de esta guía es proporcionar a los sobrevivientes, cuidadores y seres queridos con las herramientas fundamentales que necesitan para recorrer el increíble camino de la recuperación. Esta guía no está destinada a ser leída en una sola sesión. Esperamos que usted encuentre la información que necesite cuando lo requiera.

Las personas como usted, incluyendo sobrevivientes de lesiones cerebrales, las familias de los sobrevivientes, los cuidadores y médicos expertos, han proporcionado información útil en el desarrollo de esta guía. La guía ha sido diseñada para ayudarle desde el momento en que escuche las "noticias" y a través de todas las etapas de la recuperación. Esperamos que este documento condense, en una guía fácil de usar, la información que normalmente podría encontrar en panfletos, folletos, sitios en la red y libros.

También queremos ayudarle con problemas que puedan surgir después de que los médicos consideren "recuperado" al sobreviviente. El sobreviviente podría luchar con una nueva forma de vida, con un nuevo sentido de identidad, cambios en las relaciones, colocación laboral, manejar vehículos, las tareas cotidianas y las emociones. Estos problemas también pueden afectar a sus cuidadores y a sus seres queridos.

Uno de los factores más importantes que contribuyen a la recuperación de un sobreviviente de una lesión cerebral es la participación y el apoyo de su familia. Aunque es difícil, el camino puede unir a las familias y ayudarnos a apreciar lo que es importante en la vida. Los sobrevivientes no sólo necesitan recibir el apoyo de sus cuidadores y seres queridos, sino que también *tienen* que apoyar a los demás como un miembro activo de su comunidad. Esta relación recíproca servirá para fortalecer la resolución de cualquier persona afectada por una lesión cerebral.

CAPÍTULO UNO: ¿QUÉ SUCEDIÓ?
Comienza la crisis

El día empieza como cualquier otro. Usted está en casa lavando ropa, en su automóvil haciendo mandados, o en su trabajo. El teléfono suena, usted lo contesta, y la voz al otro lado de la línea dice algo, pero las palabras no tienen sentido. Le pide a la persona que repita lo que dijo:

"Ha habido un accidente", dice la voz.

Añadiendo, "¿Es usted la esposa de Frank Smith?"

Usted responde, "Sí"

"Frank tuvo un accidente automovilístico y necesitamos que venga al hospital de inmediato"

Esta información la deja sin aliento. ¿Es esto real? Como una autómata se sube a su auto, maneja todo el camino como aturdida. Le pasan pensamientos por su cabeza: "¿Estará vivo?", "¿En qué condición estará?", "¿Cómo voy a manejar esto?"

Después de lo que parece una eternidad, llega al área de espera de la sala de urgencias del hospital. Nadie puede informarle nada excepto que hubo un accidente serio y Frank está siendo operado de urgencia. Después de un rato, el cirujano se acerca y le dice que las cosas no se ven bien. "Frank ha sufrido una lesión grave en la cabeza. Si sobrevive, tal vez no pueda hablar o caminar", dice el doctor.

Su mente repite esa oración una y otra vez, pero no entiende su significado.

Lo que podría estar sintiendo

Tal vez, en este punto, empieza a sentir pánico. Siente como si todo su mundo se estuviera colapsando a su alrededor. Nadie le ha preparado para esta situación. Sus emociones van desde pánico hasta miedo, a enojo, a confusión y de vuelta. Los médicos están atendiendo a Frank, pero usted se siente impotente. Lo único que puede hacer es esperar y orar.

Después de pasar una noche casi sin dormir, comienza a enfrentar la realidad. Empieza a pensar en las posibilidades:

Puede que Frank no sobreviva;

Sobrevive, pero está en coma;

No está en coma, pero está paralizado y no puede hablar;

No está paralizado, pero no puede funcionar de la manera en que está acostumbrado.

La lista continúa. Trata de imaginarse de qué manera va a afectar esta situación a su familia. Frank ya no podrá mantenerlos ni económica ni emocionalmente. De hecho, tal vez usted tenga que mantenerlo. Además de las emociones que sintió ayer, ahora se siente abrumada, estresada y devastada.

Las preguntas se acumulan a su alrededor:

¿A dónde puedo ir a buscar ayuda?

¿Con quién debo comunicarme?

¿Qué pasos debo seguir para cuidar a Frank y a mí misma?

Los siguientes capítulos intentarán responder a estas preguntas. Lo que necesita saber es que estas emociones son completamente normales. Incluso, puede que sienta algunas que no hemos mencionado aquí.

CAPÍTULO DOS: PRIMEROS PASOS

Conforme batalla para entender la lesión de su ser querido, hay tres pasos que son especialmente importantes:

1. *Designe a un portavoz de su familia.*

2. *Identifique a los miembros del equipo médico y sus funciones.*

3. *Recopile información.*

Designe a un portavoz de su familia

Ser el cónyuge o el pariente más cercano del sobreviviente de una lesión cerebral no significa, necesariamente, que usted sea el mejor portavoz de la familia. El papel de portavoz es importante porque es la persona responsable de compartir información entre el equipo médico y la familia, y debe ser el principal contacto cuando se requiera comunicar información. La información necesita ser explicada de manera expedita y veraz. Esto

5

puede involucrar hacer varias llamadas telefónicas al día. Las emociones, las presiones del trabajo y otros factores de estrés pueden hacer que sea difícil, para algunos miembros de la familia, asumir esta función. Ya sea que usted lo haga o algún otro miembro de la familia, asegúrese de que esa persona tenga la motivación y disponibilidad para desempeñar esta labor.

Identifique a los miembros del equipo médico y sus funciones

Conocerá a varios miembros del equipo médico del sobreviviente, quienes tienen funciones importantes. Asegúrese de anotar el nombre y número de teléfono de cada miembro del equipo. Su equipo puede incluir a algunos o a todas las siguientes personas:

Médico de urgencias: Proporciona atención inmediata cuando el paciente llega a la sala de urgencias; coordinará la atención de urgencia hasta que el paciente pase con el médico responsable o de cabecera.

Médico responsable o de cabecera: Tiene la función médica principal.

Neurocirujano: Coordina el tratamiento médico del paciente, decidiendo si la cirugía es necesaria y realizándola cuando se requiera.

Neurólogo: Se especializa en problemas del sistema nervioso; puede ayudar a coordinar la atención neurológica, los medicamentos y las pruebas. El neurólogo también puede coordinar la rehabilitación neurológica y manejo de problemas neurológicos en el corto y largo plazo.

Anestesiólogo: Monitorea la anestesia del paciente durante la cirugía.

Cirujano plástico: Reconstruye la piel dañada y tejido de apoyo.

Fisiatra: Se especializa en medicina física y rehabilitación; muy seguido es la persona responsable de coordinar el tratamiento médico del paciente.

Enfermera de atención primaria: Proporciona y coordina la atención al paciente, sirve de enlace con el equipo médico, y es a menudo quien intercede a favor del paciente. Las enfermeras tienen amplios conocimientos y son excelentes recursos de información

Terapeuta respiratorio: Se asegura de que el paciente pueda respirar adecuadamente.

Terapeuta físico: Ayuda al paciente a recuperar el movimiento motriz grueso incluyendo sentarse, caminar, etc.

Terapeuta ocupacional: Ayuda con las actividades del diario vivir (por ejemplo: bañarse, vestirse, cepillarse los dientes) y con habilidades motrices finas como escribir y usar utensilios de cocina.

Patólogo (Especialista) en habla y lenguaje: Ayuda al paciente con la comunicación (incluyendo hablar, comprensión, lectura y escritura), con la cognición (incluyendo la memoria) y la función para deglutir (tragar), además de proporcionar formas alternativas de comunicación cuando sea necesario.

Audiólogo: Proporciona evaluación integral del oído y tratamiento si se requiere.

Trabajador(a) social: Ayuda a los pacientes y a sus familias con problemas sociales, emocionales o financieros resultantes de la lesión.

Nutricionista: Asesora al paciente y a la familia sobre los hábitos alimenticios que serán más benéficos para el paciente.

Neuropsicólogo: Evalúa y trata comportamientos relacionados con la función cerebral, incluyendo determinar el grado de discapacidad en comparación con la funciones previas a la lesión.

Psicólogo: Proporciona asesoría de apoyo a los pacientes y a sus familias para hacer frente a problemas específicos que puedan surgir relacionados con la lesión.

Terapeuta recreativo y Especialista en calidad de vida: Proporciona tratamiento a través de actividades recreativas y de esparcimiento para promover las capacidades independientes físicas, cognitivas y social-emocional al mejorar las actuales y facilitar el desarrollo de nuevas habilidades.

Maestro de educación especial: Evalúa los niveles de alcance académico de niños y adolescentes para poder apoyar en la planeación educativa.

Recopile información

Con toda la conmoción y la confusión en torno a una lesión cerebral, querrá obtener toda la información relevante que sea posible y mantenerla organizada y accesible. Una buena persona para mantener esta información es la persona designada como portavoz de la familia. La información puede ser abrumadora –tener una persona para recopilar y coordinar la entrada y salida de información puede ser vital. Algunos elementos para reunir son: información relacionada con la lesión real del sobreviviente, el historial médico, los medicamentos, hospitalizaciones, expedientes del seguro, información legal y financiera, y un diario de preguntas, respuestas e inquietudes. Al recopilar la información de manera organizada, usted comenzará a recuperar la sensación de control en su vida.

CAPÍTULO TRES: OBTENIENDO INFORMACIÓN

Aprendiendo acerca de lesiones cerebrales

Durante estos momentos estresantes, los miembros de la familia y seres queridos pueden sentirse confundidos sobre lo que está pasando. Aprender tanto como sea posible acerca de lesiones cerebrales le ayudará a sentirse más en control y a ayudar a otros miembros de su familia a entender lo que está pasando. Al involucrarse, usted también está creando un sistema de apoyo para la persona con lesión cerebral. No tenga temor hacer preguntas. La red (internet) es un recurso maravilloso, al igual que las bibliotecas, colegios y universidades locales, centros comunitarios, oficinas de gobierno, hospitales y miembros del equipo médico. Este capítulo le ayudará a ubicar muchos de estos recursos.

Puede que en su comunidad exista alguna organización como la Fundación de Lesiones Cerebrales de San Diego (*San Diego Brain Injury Foundation*) que puede guiarle a obtener información útil y ubicar a otras personas que también están batallando con problemas relacionados con lesiones cerebrales.

Para aquellas personas que desean saber más acerca de la incidencia y naturaleza de lesiones cerebrales, este capítulo le proporcionará datos relevantes.

Tipos de lesiones cerebrales

"Mis lesiones eran graves. Mi mandíbula estaba fracturada en tres partes, se desprendieron todos mis dientes y mi nariz había desaparecido. He tenido un total de cuatro cirugías mayores para reconstruir mi cara, además de 48 tornillos y seis placas de metal en mi boca y en la mandíbula. Perdí una quinta parte del cerebro en ese incidente y estuve en coma durante tres meses y medio. Me siento orgulloso de decir que he recuperado algunos movimientos en el lado izquierdo y que puedo caminar sin ayuda".

- R. T., Sobreviviente de una lesión cerebral

Muchas personas confunden las lesiones cerebrales **traumáticas** con las **no traumáticas**. ¿"Qué no todas las lesiones cerebrales son "traumáticas"? En términos médicos, una lesión que ocurre debido a un impacto físico externo es traumática; una de origen biológico, como una enfermedad o por herencia genética, no es traumática.

Las **lesiones cerebrales traumáticas** ocurren típicamente como resultado de un accidente: de automóvil, una caída, de bicicleta, o relacionada con algún deporte.

También pueden ocurrir como resultado de una acción intencional: una herida por un balazo (causado por uno mismo o por otras personas), lesiones por explosiones o por otro tipo de agresión física. Las **lesiones cerebrales no traumáticas** pueden ocurrir por una embolia, un aneurisma, tumores, trastornos neurológicos degenerativos, falta de oxígeno, infecciones cerebrales y otras condiciones.

Síntomas de una lesión cerebral

Ya sea traumática o no traumática, una lesión cerebral puede tener como resultado una variedad de síntomas: algunos de corto plazo, y otros prolongados o permanentes. Es importante recordar que cada individuo presentará diferentes síntomas (incluso algunos que no mencionamos aquí) y en diferentes grados. No hay dos lesiones cerebrales que sean iguales, sin embargo, las diferentes lesiones pueden dividirse en categorías generales de síntomas. Aquí describiremos tres categorías de síntomas:

- Físicos/Sensoriales
- Cognitivos/Comunicativos
- Emocionales/del Comportamiento

Los síntomas físicos y sensoriales suelen ser los más obvios para los sobrevivientes y para sus seres queridos. Típicamente, el tratamiento es directo. Algunos ejemplos comunes incluyen:

- Fatiga
- Convulsiones

13

- Pérdida del control motriz y de la coordinación
- Espasticidad (aumento en el tono muscular)
- Sensibilidad sensorial (por ejemplo: sensibilidad al ruido, percepción visual distorsionada, visión borrosa, visión doble)
- Dificultad con la producción del habla
- Dolores de cabeza
- Mareos
- Incontinencia de vejiga y esfínteres
- Nausea y vómito
- Dificultad para dormir
- Dificultades con el equilibrio
- Pérdida del olfato/gusto/oído
- Regulación de la temperatura

Los síntomas cognitivos y comunicativos pueden ser de gran frustración tanto para el sobreviviente como para sus cuidadores. Estos síntomas están relacionados con el intelecto, el lenguaje, la memoria, la atención, la organización mental y la comunicación no verbal (Ejemplos: lenguaje corporal, expresiones faciales). Algunos ejemplos comunes incluyen:

- Pérdida de la memoria a corto o a largo plazo
- Dificultad para concentrarse
- Confusión
- Lentitud de pensamiento
- Reducción de las destrezas de organización
- Mala planeación y resolución de problemas
- Dificultad para realizar más de una cosa a la vez
- Dificultad para completar tareas o para mantenerse enfocado

- Juicio o razonamiento deteriorado
- Menos flexibilidad
- Período de atención corto
- Falta de iniciativa
- Deterioro en la percepción
- Deterioro en las habilidades de comunicación para verbalizar sus pensamientos y comprender lo que escuchan
- Habla mucho más o menos que antes
- Dificultades para leer y escribir

Los síntomas emocionales y del comportamiento también requieren de mucha paciencia y comprensión por parte de los seres queridos del sobreviviente. Estos síntomas pueden ser una consecuencia directa de la lesión cerebral o presentarse como resultado de la lucha emocional del paciente para hacer frente a sus impedimentos. Los síntomas emocionales/de comportamiento incluyen:

- Agresión
- Cambios en el estado de ánimo
- Ansiedad, depresión y/o dificultad
- Pérdida de interés en las actividades
- Conducta impulsiva
- Falta de inhibición sexual
- Inquietud
- Mayor frustración
- Negación
- Egocentrismo
- Menor auto-estima

- Dificultad para controlar las emociones
- Falta de motivación

Cualquiera de estos puede afectar otros síntomas. Aún los síntomas leves pueden interferir con la capacidad de la persona para funcionar de manera eficiente en el trabajo, en sus relaciones personales y en su vida diaria. Estos síntomas también pueden tener un efecto profundo en la auto-confianza y en la auto-estima de la persona.

Incidencia, preponderancia y demografía

Las lesiones cerebrales no discriminan. Según los Centros para Control y Prevención de Enfermedades (CDC por sus siglas en inglés), se calcula que el número de personas que ha sobrevivido a una LCT es alto –puede ser que no todas las lesiones cerebrales son reportadas, y va desde los 2.5 hasta los 6.5 millones (http://www.cdc.gov/traumaticbraininjury/get_the_facts.html) de personas de distintas edades y antecedentes. Aunque estas cifras pueden ser desalentadoras, también pueden ayudar a los cuidadores a darse cuenta de que no están solos.

Cómo funciona el cerebro

Para muchos sobrevivientes de lesiones cerebrales y para sus seres queridos, podría ser de utilidad aprender sobre las áreas del cerebro que se han dañado, y lo que puede suceder como resultado de este daño. Aunque se sabe bastante sobre la función del cerebro, aún hay muchas cosas por aprender.

En las personas saludables, el cerebro está compuesto de neuronas (células nerviosas), que son esencialmente fibras de comunicación. Las neuronas transmiten mensajes a través del cerebro y del cuerpo, y el cerebro usa estos mensajes para desempeñar varias funciones, incluyendo el movimiento, la respiración, el pensamiento, el habla, los sentidos, las emociones y la mayoría de las cosas que puede realizar nuestro cuerpo. El cerebro está protegido por el líquido cerebroespinal, tres membranas (las meninges) y el cráneo.

El cerebro en sí se divide en los hemisferios izquierdo y derecho. Dentro de cada hemisferio hay cuatro secciones o lóbulos: frontal, occipital, parietal y temporal, los que integralmente conforman el cerebro. El sistema límbico, conformado por el tálamo, el hipotálamo, la amígdala y el hipocampo, está localizado justo abajo del cerebro. Hacia la base del cerebro está el cerebelo y el tronco cerebral. Cada sección del cerebro tiene ciertas funciones asociadas, según se describen a continuación:

Lóbulo frontal

Planeación/Anticipación
Flexibilidad mental
Resolución de problemas
Iniciación
Juicio
Conciencia de uno mismo

Atención/Concentración
Personalidad/Emociones
Inhibición del comportamiento
Auto-regulación
Habla
Organización

Lóbulo occipital

Visión
Percepción visual
Identificación de
     formas, tamaños y colores

Lóbulo parietal

Percepción espacial
Sentido del tacto

Lóbulo Temporal

Memoria
Comprensión del lenguaje

Organización y secuencia
Oído

Cerebelo

Habilidades motrices
   Equilibrio

Coordinación

Tronco cerebral

Ritmo cardiaco
Despertar y conciencia

Respiración
Ciclos de sueño y vigilia

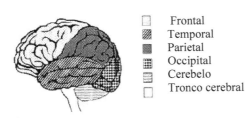

   Frontal
   Temporal
   Parietal
   Occipital
   Cerebelo
   Tronco cerebral

Las lesiones en cualquiera de estas áreas pueden interferir con las funciones mencionadas arriba. Los síntomas pueden variar dependiendo del individuo, de qué tan grave fue la lesión e incluso cuál de los hemisferios fue afectado. En general, las lesiones en el lado izquierdo del cerebro pueden afectar el movimiento del lado derecho del cuerpo, dificultades con el lenguaje, depresión y lógica alterada. Una lesión en el hemisferio derecho puede resultar en dificultad para mover el lado izquierdo del cuerpo, problemas visuales-espaciales, cambios en la creatividad y menor conciencia de los defectos.

Sistema Límbico

Reacción de pelear o huir
Emociones
Ligar recuerdos recientes
Regulación del apetito, temperatura, impulso sexual, etc.

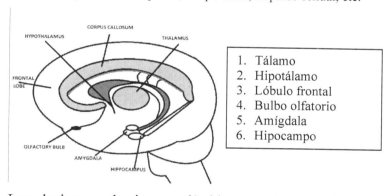

1. Tálamo
2. Hipotálamo
3. Lóbulo frontal
4. Bulbo olfatorio
5. Amígdala
6. Hipocampo

Las lesiones al sistema límbico pueden ayudar a explicar algunas dificultades con la memoria, la regulación de emociones, y la capacidad para filtrar lo que ocurre a nuestro alrededor. Muchas lesiones traumáticas involucran movimientos bruscos del cerebro dentro del cráneo, lo que puede resultar en lesiones a otras áreas del cerebro, además del área de impacto. Las lesiones debido a falta de oxígeno o enfermedad pueden resultar en daños generalizados afectando varias áreas del cerebro.

Clasificación y niveles de lesiones cerebrales

Las lesiones cerebrales pueden verse como parte de un continuo que incorpora conmoción, lesión cerebral leve, lesión cerebral moderada y lesión cerebral grave. Sin embargo, conforme aprendemos más sobre el cerebro y sobre las lesiones cerebrales y las clasificaciones, la evaluación y tratamiento continuarán cambiando. Cada tipo de lesión cerebral varía dependiendo de: (1) ausencia/presencia de pérdida del conocimiento; (2) duración de la pérdida del conocimiento, (3) duración de la amnesia; (4) problemas cognitivos, del comportamiento y físicos resultantes; y (5) recuperación.

Conmoción & Lesión Cerebral Traumática Leve (mTBI por sus siglas en inglés)

El tema de conmociones y Lesión Cerebral Traumática Leve (mTBI) ha suscitado interés en la comunidad como resultado de una mayor cobertura en noticiarios y reportes sobre soldados y las lesiones por explosiones, la seguridad para proteger el cerebro durante deportes infantiles y deportes profesionales; y la presentación de la película *Conmoción,* sobre encefalopatía traumática crónica. Buscar información sobre mTBI y la conmoción puede ser confuso. Las opiniones sobre cómo clasificar la lesión recaen en uno de dos campos: aquellos que los consideran como sinónimos y aquellos que los consideran superpuestos pero no sinónimos. En ambos casos, la lesión cerebral es el resultado de un golpe directo o sacudida a la cabeza ocasionando que la cabeza se mueva rápidamente. El cerebro rebota dentro del cráneo dañando las células subyacentes y sus conexiones. Lo que debemos de tener en mente es que la mTBI y las conmociones son lesiones cerebrales y deben de tomarse en serio.

La Asociación contra Lesiones Cerebrales calcula que "aproximadamente, el 75% de todas las lesiones cerebrales caen dentro de la "serie de continuidad conmoción-mTBI". Los especialistas que trabajan en el campo de las lesiones cerebrales reconocen la necesidad de continuar refinando las definiciones y terminología sobre la serie de continuidad de la gravedad en lesiones cerebrales. Aunque es una labor difícil, esto ayudará al público y a la comunidad médica que le da servicio, para tomar decisiones sobre cuándo buscar tratamiento y qué tipo de tratamiento buscar.

EL CAMINO HACIA LA RECUPERACIÓN

Serie "El camino a la rehabilitación", Parte 8: El camino hacia la comprensión: Conmoción & Lesión Cerebral Leve – la descripción se resume a continuación:

Conmoción Nivel 1	Conmoción Nivel 2	Conmoción Nivel 3
Confuso pero permanece consciente.	Consciente, pero desarrolla amnesia.	Pierde el conocimiento durante segundos o minutos. *mTBI pierde el conocimiento durante no más de 30 minutos.*
SEÑALES: Temporalmente confuso, mareado, incapaz de pensar con claridad, tiene problemas para seguir indicaciones.	SEÑALES: Similar al Nivel 1.	SEÑALES: Trastorno evidente de la función cerebral, mostrado de manera física, cognitiva y en el comportamiento.
TIEMPO: Los síntomas desaparecen dentro de los siguientes 15 minutos.	TIEMPO: Los síntomas duran más de 15 minutos.	TIEMPO: Los síntomas pueden durar por períodos extendidos. *mTBI incluye amnesia post traumática (un periodo inmediatamente después de la lesión donde la persona no puede recordar información) de no más de 24 minutos; y una Escala de Coma de Glasgow inicial de 13-15 después de 30 minutos.*

Los aportes importantes en esta discusión son que los síntomas se superponen, el término "leve" puede ser erróneo, y buscar ayuda apropiada es primordial.

Señales y síntomas que puede tener una persona lesionada

Porque el diagnóstico correcto es un reto, especialmente en casos donde no hay pérdida del conocimiento documentada u observada, es importante ver no sólo la lesión, pero también los síntomas resultantes y los cambios en el comportamiento.

- Mareos

- Dolores de cabeza

- Visión borrosa/otras molestias visuales/sensibilidad a la luz

- Nausea/vómito

- Fatiga

- Convulsiones

- Sensibilidad a la luz/sonido/zumbido en los oídos/cambios al escuchar

- Problemas con el sueño (quedarse dormido, permanecer dormido, dormir lo suficientemente profundo, no sentirse descansado después de dormir)

- Retos cognitivos (atención y concentración/aprendiendo información nueva/ poder seguir una conversación/tiempos de respuesta, impulsividad, lectura y comprensión de lo que se escuchar durante una conversación).

- Retos emocionales (depresión, ansiedad, irritabilidad, llorar fácilmente)

El uso inapropiado de la palabra "leve"

La palabra "leve", en el contexto de un mTBI, sólo se refiere a la **gravedad de la lesión inicial –no es una amenaza inmediata para la vida**. No toma en consideración, potencialmente, que tan gravemente puede afectar la lesión la capacidad de la persona para cubrir las demandas del diario vivir; ni que tan permanente sean estos efectos. En muchos casos, conforme los síntomas físicos están en el proceso de resolverse, la persona lesionada o las personas cercanas a ellos, empiezan a notar diferencias de cómo era la persona antes de la lesión.

Buscando ayuda y siguiendo adelante

Buscar ayuda no está limitado a cuando la persona recién sufre la lesión, cuando la lesión es más aparente –se golpearon la cabeza y están vomitando, quejándose de fuertes dolores de cabeza, tienen dificultad para mantenerse despiertos, o pierden y recuperan el conocimiento varias veces. Seguir adelante es reconocer que los síntomas pueden estar presentes durante meses después de sufrir la lesión original. Es muy importante buscar ayuda cuando los síntomas están presentes, sin importar cuando hayan sido observados o cuando los hayan sentido.

Otras cosas que deben de tenerse en cuenta incluyen:

- Proteja su cabeza —use un casco.

- Evite actividades que puedan volver a lesionar tanto su cabeza como su cerebro.

- Siga las instrucciones de su médico —p.ej., cuando volver al trabajo/escuela, medicamentos, manejar, tomar bebidas alcohólicas.

- Dese tiempo para sanar.

- Descanse su cerebro—minimice el uso de aparatos electrónicos y de otras cosas que puedan sobre-estimularlo.

- Siga las nuevas guías para deportes que se están estableciendo. Estas nuevas guías incluyen evaluaciones básicas, técnicas de juego más saludables, recomendaciones para remover a alguien del juego y nueva tecnología sobre equipo de protección.

Herramientas para describir una lesión cerebral

Su equipo médico usará diferentes medidas para describir la lesión cerebral. Dos de las escalas más comunes son la Escala de Coma de Glasgow y la Escala Rancho Los Amigos.

Escala de coma de Glasgow

La Escala de coma de Glasgow se usa seguido en la escena de un accidente o en la sala de urgencias y mide los niveles de conciencia por medio de tres respuestas principales: el abrir los ojos, mejor respuesta motriz y mejor respuesta verbal. Estas se califican usando el sistema numérico que se indica a continuación. Mientras más bajo sea el resultado, mayor será la gravedad de la lesión. Sin embargo, esta escala no siempre predice qué tan bien se recuperará o recobrará su funcionamiento la persona, ni tampoco toma en cuenta los cambios cognitivos o psicológicos después de lesiones traumáticas leves (conmociones). Sin embargo, también es importante entender que una calificación perfecta o casi perfecta, en la Escala de Coma de Glasgow, no quiere decir que la persona no haya sufrido lesión cerebral.

Escala de Coma de Glasgow

Respuesta   **Calificación**

Abrir los ojos

Espontáneo	1
A lo que se le dice	3
Al dolor	2
Ninguna	1

Mejor respuesta motriz

Obedece las órdenes	6
Movimientos localizados	5
Se retrae	4
Se dobla y se flexiona anormalmente	3
Se endereza y extiende involuntariamente	2
Ninguno	1

Mejor respuesta verbal

Está orientada	5
Conversación confusa	4
Palabras inapropiadas	3
Sonidos incomprensibles	2
Ninguna	1

La calificación final de la ECG es la suma de estos números y la gravedad se clasifica como se indica a continuación:

- Leve: ECG 13-15
- Moderada: ECG 9-12
- Severa: ECG 3-8 (No puede obtenerse una calificación menor a 3)

Escala Rancho Los Amigos

Desarrollada originalmente como una prueba, la Escala Rancho Los Amigos se usa para describir el funcionamiento cognitivo y del comportamiento después de una lesión cerebral, y puede ser usado repetidamente durante todo el proceso de rehabilitación para medir el progreso. La escala actualizada (Hagen, 1979) consta de diez niveles y ayuda a determinar la forma en que está progresando la persona.

Nivel 1: *No hay respuesta.* El individuo parece estar en un sueño profundo o en estado de coma, no responde a ningún estímulo, incluyendo voces, sonidos, luz o cuando alguien lo toca.

Nivel 2: *Respuesta generalizada.* El individuo permanece principalmente dormido, pero puede responder a ciertos estímulos como el dolor. Los movimientos no parecen tener ningún propósito. Abre los ojos pero no enfoca la mirada en algo en particular.

Nivel 3: *Respuesta localizada.* El individuo permanece alerta durante varios minutos a la vez y responde de manera más consistente al estímulo general, como voltear la cabeza hacia algún ruido, mirar a las personas, o apretar una mano cuando se le pide.

Nivel 4: *Confundido e inquieto.* El individuo está confundido e inquieto con respecto al lugar donde se encuentra y sobre lo que está ocurriendo a su alrededor. La menor provocación puede llevarlo a la agresión, a la agitación o al abuso verbal. Su conversación puede ser confusa o coherente.

Nivel 5: *Confundido, inapropiado, no inquieto.* El individuo está confundido y su conversación podría no tener sentido. Puede seguir instrucciones sencillas. La inquietud ya no es un problema principal, aunque la persona podría sentirse frustrada a medida que regresa su memoria.

Nivel 6: *Confundido, apropiado.* El habla del individuo tiene sentido y es capaz de realizar tareas sencillas como vestirse, comer y cepillar sus dientes. Saber cuándo empezar o terminar una actividad puede ser difícil, así como aprender cosas nuevas.

Nivel 7: *Automático, apropiado.* Si le es físicamente posible, el individuo puede realizar todas las actividades relacionadas con su cuidado personal y llevar a cabo actividades de rutina. Es coherente. Puede tener dificultad para recordar eventos y conversaciones recientes. Requiere supervisión por seguridad. Su capacidad para juzgar y para resolver problemas continúa estando alterada, aunque no tiene mucha idea de ello.

Nivel 8: *Con propósito, apropiado, con asistencia disponible.* El individuo es independiente para realizar labores que le son familiares, con distracciones, durante aproximadamente una hora, y puede procesar información nueva. Ha mejorado su capacidad de juicio y capacidad para resolver problemas para reconocer sus discapacidades pero no puede "darse cuenta" de los problemas cuando ocurren. Con el aumento en el reconocimiento de su nueva situación, puede presentar señales de depresión, irritabilidad y poca tolerancia a la frustración.

Nivel 9: *Con propósito, apropiado, con asistencia disponible **al solicitarla**.* El individuo puede cambiar entre tareas durante aproximadamente dos horas. Es capaz de identificar como interfieren los problemas cognitivos con la labor después del hecho, pero se beneficia de la ayuda para identificar problemas potenciales y ajusta las demandas de su día-a-día. Necesita ser monitoreado por problemas emocionales y/o del comportamiento.

Nivel 10: *Con propósito, apropiado, independiente con modificaciones.* El individuo presenta conducta dirigida por objetivos y puede realizar múltiples tareas pero puede requerir recesos planeados. Se beneficia de los sistemas, estrategias y tiempo adicional para participar en actividades usuales.

A medida que los pacientes mejoran después de una lesión cerebral, típicamente pasan de un nivel al siguiente. Es común para un individuo manifestar síntomas en más de un nivel a la vez. No hay un período fijo para permanecer en un nivel o en otro –cada individuo progresará de manera distinta.

Tratamiento y Rehabilitación

Dependiendo de la gravedad y ubicación de la lesión cerebral, el paciente podría pasar tiempo en varios tipos de unidades de cuidado, recibir diversas formas de diagnóstico y tratamiento, así como varios tipos de servicios a largo plazo y de seguimiento. Después de la visita inicial a la sala de urgencias, algunos pacientes serán admitidos al hospital, seguido por un tratamiento en una instalación especializada en convalecencia, casa de reposo o en su propio hogar. Se usarán muchos tipos de equipos y procedimientos en cada etapa de la recuperación, y el tiempo de la recuperación variará.

La estancia en el hospital

Un paciente con lesión cerebral de moderada a grave puede esperar pasar varias semanas o meses en el hospital. Hay dos unidades principales en el hospital que brindan cuidado integral para el paciente con lesión cerebral: la unidad de cuidado intensivo y la de cuidado crítico. El equipo médico de cada unidad continuará evaluando, monitoreando y dando tratamiento al paciente.

Unidad de Cuidado Intensivo (ICU por sus siglas en inglés): Esta es una unidad de un hospital a donde se lleva a los pacientes con lesiones de moderadas a graves después de la sala de urgencias. Las metas de la ICU son estabilizar al paciente, manejar su cuidado y prevenir crisis médicas.

Cuidado Crítico en el Hospital: Una vez que se estabiliza al paciente, éste puede ser transferido a una unidad regular hospitalaria. El cuidado crítico también se recibe en el hospital y también proporciona cuidado esencial para el bienestar del paciente, quien puede recibir cuidado y tratamiento por parte de los miembros del equipo médico, como los fisiatras, varios terapeutas, enfermeras de rehabilitación, neuropsicólogos y trabajadores sociales.

"Durante la cirugía que le hicieron, hubo complicaciones que tuvieron como resultado una afasia que, esencialmente, borró la capacidad que Don tenía para hablar, leer, escribir y hacer operaciones matemáticas. Él sabía lo que quería decir, pero cualquier otra palabra que intentaba decir, a excepción de "sí" y "no", no eran comprensibles. Incluso algo tan sencillo como decir el alfabeto ya no era reconocible y tuvo que volver a aprenderlo durante horas de rehabilitación intensa.

- Un miembro de la familia

Rehabilitación

Después de recibir cuidado crítico en el hospital, los pacientes podrían recibir extensa rehabilitación para recuperar sus funciones cotidianas. Los tipos de rehabilitación requeridos dependerán de la ubicación y del grado de la lesión, así como de las necesidades individuales del paciente. La duración de la rehabilitación también variará, de varias semanas a varios meses y posiblemente hasta años.

Tipos of terapia

Los pacientes pueden recibir uno o más tipos de terapia:

Terapia física: Ayuda a recobrar los movimientos y funciones físicas.

Terapia ocupacional: Ayuda a recobrar la capacidad motriz fina.

Terapia del habla y lenguaje: Ayuda a recobrar la forma normal o alterna de comunicación. Típicamente incluye estrategias y ejercicios para trabajar con la memoria y con los procesos del pensamiento; también trata con los trastornos para deglutir (tragar).

Rehabilitación cognitiva: Trata con las dificultades de la memoria, la atención, la planificación, la resolución de problemas, la organización, el comportamiento y la comunicación social.

Recreación terapéutica: Ayuda a integrar las habilidades aprendidas durante el tratamiento en el entorno comunitario, por medio de actividades recreativas y de esparcimiento.

Cada uno de estos tipos de terapia es proporcionado o coordinado por el terapeuta correspondiente, tal y como se describe en el Capítulo Dos.

Lugares para rehabilitación

Los tipos de rehabilitación descritos arriba pueden realizarse en varios lugares. La ubicación dependerá de las necesidades del paciente, de las recomendaciones del equipo médico y, posiblemente, del tipo de cobertura de seguro.

Rehabilitación en el hospital para cuidado crítico: Se enfoca en las terapias intensivas cognitivas y físicas durante los primeros meses después de sufrir la lesión. Puede realizarse en el hospital, en otros sitios fuera del hospital, o en instalaciones de cuidado especializado. Típicamente, son para individuos que pueden tolerar un mínimo de tres horas de terapia.

Rehabilitación sub-crítica: Suele realizarse en una instalación especializada en convalecencia o en una casa de reposo, y se enfoca en rehabilitación menos intensiva; tradicionalmente es durante un período más extenso.

Opciones de rehabilitación después de servicios críticos: Opciones de terapia después de la estancia hospitalaria.

Tratamiento de salud en el hogar: La terapia y los servicios de salud son proporcionados en el hogar, bajo la condición de que el paciente esté confinado a su casa y no pueda recibir servicios fuera del hogar.

Terapia para paciente de consulta externa: Típicamente, para pacientes que no requieren tratamiento en el hospital. Puede incluir a aquellos que han progresado pero que necesitan ayuda con tareas más complejas o para aquellos cuyos impedimentos no son tan graves que requieran tratamiento mientras están hospitalizados. Puede realizarse en el hospital, en una instalación especializada en convalecencia o en otros lugares.

Rehabilitación durante el día (Hospital durante el día, tratamiento durante el día): Se realiza en el hospital o en una instalación fuera del hospital como un programa estructurado; el paciente regresa a casa por la noche.

Programas para reintegración a la comunidad: Diseñados para ayudar al paciente a recobrar las habilidades necesarias para retornar a una vida más independiente y a realizar actividades significativas (ejemplos: pasatiempos, voluntariado o trabajo), mientras el sobreviviente vive en su "hogar". Las terapias se enfocan en las habilidades motrices, cognitivas y sociales de mayor nivel, y pueden realizarse en el hogar, o en un centro comunitario o de rehabilitación.

Planes para reingresar a la escuela: Para los niños en edad escolar, puede desarrollarse un Plan Educativo Individualizado (IEP por sus siglas en inglés) para educación especial, o un Plan Sección 504 (descrito en el Capítulo 9). Estos pueden proporcionar servicios y adaptaciones para ayudar en el reingreso a la escuela y ofrecer terapias en la escuela y apoyo educativo.

Centros transicionales para promover la vida independiente: Proporcionan alojamiento para sobrevivientes de lesiones cerebrales, con la meta de ayudarlos a alcanzar una vida independiente. Los programas pueden variar en cuanto a los niveles de asistencia, dependiendo de las necesidades de la persona.

"Tenía dos palabras buenas: Finalmente pude decir "gato" y "perro".

- D. S., Sobreviviente de una lesión cerebral

Seleccionando un programa de rehabilitación

Como con cualquier forma de tratamiento, es esencial que los miembros de la familia investiguen distintos hospitales, programas de rehabilitación, centros de tratamiento y a su personal. Una instalación o programa que ayuda a un sobreviviente puede no ser tan útil para otra persona. Además, una vez que se ha elegido un programa o instalación, los miembros de la familia deben monitorear continuamente el tratamiento y progreso para asegurarse de que se esté recibiendo el tratamiento apropiado. Muchas comunidades ofrecen asistencia para proporcionar cuidados, así como ayudar a los miembros de la familia a localizar especialistas calificados.

Aquí les proporcionamos algunas de las preguntas que los familiares deben hacer cuando eligen un programa de rehabilitación:

- ¿Se especializa el programa en lesiones cerebrales?
- ¿Atiende el programa las necesidades del paciente y de la familia?
- ¿Ofrece el programa una secuencia de programas/servicios de rehabilitación durante

bastante tiempo para atender las necesidades de la persona con lesión cerebral?

- ¿Pueden darle buenas referencias o recomendaciones de pacientes que hayan participado en el programa?
- ¿Cuánto cuesta el programa? ¿Lo cubre el seguro médico?
- ¿Pueden observar el programa los miembros de la familia?
- ¿De qué manera participan los familiares, amigos y cuidadores en el programa?
- ¿Hay grupos de apoyo para la familia?
- ¿Tienen las instalaciones y el personal algún tipo de licencia o permiso, y si es así, quién lo otorga?
- ¿Está acreditado el programa por una organización reconocida internacionalmente?
- ¿Qué otra acreditación tiene el programa?
- ¿Cuál es el índice de movilidad de personal? (Si el personal está cambiando continuamente, esto puede indicar problemas con la instalación)
- ¿Pueden hacerse cambios al programa si lo solicita un miembro de la familia y ese cambio beneficia al paciente? ¿Cuál es el proceso para hacer cambios?
- ¿Están las instalaciones limpias y agradables?
- ¿Es el personal profesional y amistoso? ¿Parecen interesados en los pacientes?
- ¿Cuál es el procedimiento para dar de alta al paciente?

Hay muchas preguntas que los familiares pueden y deben hacer al considerar un lugar para rehabilitación y la lista anterior no debe de ser considerada completa. El hospital local y los centros de salud de la comunidad deben poder proporcionarle una lista de proveedores de rehabilitación. También puede obtener esta información en la red (internet) o a través de organizaciones nacionales de salud.

Cómo hacer que las cosas sean más fáciles para todos

Hay algunas cosas que los cuidadores y familiares pueden hacer para reducir el estrés en todos: el paciente, otros miembros de la familia, el equipo médico y usted mismo.

- Si el paciente se encuentra en un estado de confusión y está agitado, minimice su estimulación. Esto incluye limitar las flores, la televisión, las visitas, las llamadas telefónicas e incluso el contacto físico. De hecho, el tocar al paciente suavemente puede causarle suma agitación en su estado. Hable con voz calmada, lenta y usando oraciones sencillas.
- No hable al paciente de manera condescendiente.
- Limite las visitas al horario de la mañana, cuando es posible que el paciente tenga más energía. Esto aplica también cuando el paciente regresa a su casa.
- Pida a las visitas que le pregunten brevemente al paciente cómo se siente y que después cambien el tema de conversación. Pídales que hagan un buen esfuerzo para NO hacer muchas preguntas. Haga preguntas sencillas que requieran respuestas cortas como "sí" y "no", y/o proporcione opciones sencillas. Dé tiempo para que el paciente responda.
- Deje que el equipo médico haga su trabajo. Tal vez usted conozca bien al paciente, pero ellos saben

sobre lesiones cerebrales. Usted puede investigar por su cuenta, hacer sugerencias y preguntas. De hecho, lo alentamos a que lo haga. Sólo sepa que su equipo médico está haciendo lo mejor para el paciente.

- Siga sus recomendaciones y apéguese a las reglas del hospital.
- Pregunte a cada miembro del equipo médico cómo y cuándo prefieren que se le contacte en caso de que usted tenga una pregunta.
- Pregunte a quién debe de contactar en caso de una emergencia o si tiene alguna pregunta que no pueda esperar.
- Anote todas sus preguntas y las respuestas que le den.
- Mantenga un "cuaderno medico" con anotaciones sobre los procedimientos médicos y datos de contactos, preguntas y respuestas, etc. puede ser muy útil para ser un buen defensor de su ser querido.
- Trate de ser consciente de que los miembros de su equipo médico son humanos y tienen sus propias presiones e inquietudes. Un pequeño refuerzo a la moral es muy importante –envíe flores, escriba notas de agradecimiento o simplemente sonría y dígales que agradece lo que están haciendo.

¡Cuídese usted mismo! Consulte el Capítulo Cinco para obtener ideas sobre cómo sobrellevar la situación. Si alguien le ofrece ayuda, acéptela. Esto no sólo aliviará su carga un poco, sino que permitirá a los demás a sentirse útiles. También, siéntase en libertad de pedir ayuda a otras personas. Hable con amigos, familia, trabajadores sociales y otros profesionistas y dígales por lo que está pasando. Reúnase con grupos de apoyo y manténgase ocupado.

CAPÍTULO CUATRO:
EL RECORRIDO EMOCIONAL DEL PACIENTE

"Actuamos con amabilidad, levantamos lo que tiramos, llegamos puntuales a la clase (del grupo de sobrevivientes)... usted pensaría que todo es maravilloso y bueno ¡pero NO lo es! No puedo hacer lo que hacía antes –ni siquiera puedo ser como era antes. Lo que más me asusta es que esta nueva vida esté vacía y sea dura y sin sentido. La única cosa que no quiero decir –y me da miedo que algún día así lo sienta- es que lamento o me da rabia que me hayan salvado".

-C.H., sobreviviente de lesión cerebral

Lo que podría estar sintiendo el sobreviviente

Muchos sobrevivientes de una lesión cerebral sienten una pérdida de identidad. Muchos de nosotros damos por descontadas las cosas con las que nos identificamos:

41

nuestro trabajo, nuestros pasatiempos, nuestras relaciones y funciones. Imagínese de repente no poder ir a trabajar, manejar un auto, cocinar sus alimentos, jugar un partido de basquetbol, ayudar a sus hijos con su tarea, consolar a un amigo, salir a caminar, o incluso abrazar a su familia. Para los sobrevivientes de lesiones cerebrales, la pérdida de capacidades para realizar labores del diario vivir, que muchos de nosotros damos por sentado, se vuelve particularmente difícil. Muy seguido, los sobrevivientes deben aprender a aceptar la ayuda de los demás aún para las habilidades más básicas. Deben aceptar sus nuevas limitaciones, sus nuevas funciones, el nuevo sentido de quiénes son y cuál es su lugar. La persona a la que ellos (y usted) conoció antes de la lesión ha sido reemplazada por alguien que es, en esencia, un extraño. Esto puede ser más difícil que enfrentarse a las limitaciones físicas.

Muchas veces, una persona que ha sufrido una lesión cerebral tendrá sentimientos que otros considerarían naturales, tales como la frustración, la decepción y la depresión. Sin embargo, las personas lesionadas también pueden tener sentimientos que resultan sorpresivos para los miembros de su familia y seres queridos. Junto con la lesión cerebral llega toda una nueva serie de circunstancias. Sin la capacidad para cuidar de sí mismo, pueden empezar a sentirse inútiles e indefensos. Tener que depender de otra persona para atender sus necesidades básicas puede hacer sentir al paciente como una carga, no importa qué tan buena sea la persona que lo cuida en asegurarle que no lo es.

Uno de los problemas con que los sobrevivientes de lesiones cerebrales se encuentran frecuentemente es que no parecen tener discapacidades físicas. De hecho, su discapacidad podría ser únicamente de naturaleza cognitiva; es por eso que a las lesiones cerebrales a menudo se les llama la "discapacidad oculta". Sin los recordatorios físicos, los demás podrían no darse cuenta de las limitaciones del paciente y mostrarse intolerantes, ocasionando que el sobreviviente de la lesión cerebral sienta mayor vergüenza y frustración.

Los sobrevivientes podrían no expresar estos sentimientos. Ponerse en su lugar, y hacer a un lado sus propios problemas y necesidades, le ayudará a entender realmente lo que ellos necesitan. No es sólo el sobreviviente quien necesita aceptar su nueva identidad, pero sus seres queridos tendrán que aceptar también esta nueva identidad.

Lo que necesita el sobreviviente de su familia y amigos

Todo individuo que sufre una lesión cerebral es diferente. Podría necesitarse de una etapa de prueba y error para determinar cuáles son sus necesidades. Esto podría requerir algo de tiempo y ocasionar inquietud temporal cuando se cometen errores, pero al aprender cuáles son sus necesidades, usted puede contribuir a una recuperación más rápida. De acuerdo a comentarios de otros sobrevivientes de lesiones cerebrales, hemos compilado una lista de algunas de las cualidades que ellos encuentran de más utilidad por parte de sus cuidadores y seres queridos.

Paciencia: Posiblemente sea difícil para los sobrevivientes volver a aprender las tareas, poder escuchar lo que usted le dice, recordar las cosas más sencillas y seguir la manera apropiada para comportarse. Haga acopio de toda su fortaleza para evitar presionarlos, molestarse, o hacer las cosas que ellos pueden hacer por sí mismos.

Respeto: Tenga en mente que una persona con una lesión cerebral sigue siendo un ser humano y merece respeto. Por ejemplo, si la persona no puede comunicarse, podemos asumir que no entiende lo que sucede a su alrededor. Alguien que no puede hablar podría ser perfectamente capaz de escuchar y entender el lenguaje. Diríjase al sobreviviente adulto como un adulto y trátelo como tal. En presencia de otras personas, muéstrele respeto. Comparta su gozo y sus logros, sin importar cuán pequeños le parezcan a usted.

Comprensión: A fin de practicar paciencia y respeto, los cuidadores y los seres queridos necesitan adoptar una perspectiva bien informada. Esto significa no sólo aprender sobre las lesiones cerebrales y sus consecuencias, sino también poder mostrar al sobreviviente y a los demás que usted está consciente de y tiene empatía con su situación. Ellos no quieren su lástima, sino que se les acepte por lo que son, aún con sus limitaciones y capacidades.

Saber cuándo presionar y cuándo NO:

Esto puede ser muy complicado. Diferentes sobrevivientes responderán a diferentes tipos de aliento para recobrar sus capacidades. Use al paciente como su guía. Comience alentándolo gradualmente. En cada paso, pregúntele cómo se siente u observe su comportamiento y expresiones faciales para determinar si necesita dar un paso atrás. La meta es ayudarlo a que intente las cosas lo mejor que pueda mientras se minimiza la frustración que acompaña al esfuerzo. Usted puede reconocer lo difícil que es el proceso y hacerle comentarios positivos.

Flexibilidad: Usted ha encontrado la mejor manera para alentar al paciente. Incluso si un día, sin querer, lo molesta, esto no quiere decir que haya hecho algo diferente que otras veces. Los sobrevivientes de lesiones cerebrales pueden tener cambios en su estado de ánimo. Lo que funcionó antes puede no funcionar en otra ocasión. La gama de emociones y retos que experimenta el paciente cambia durante el proceso de recuperación. Puede ser necesario que usted modifique su rutina o la manera en que se comporta.

Sentido del humor: Muchas personas que acompañan a un sobreviviente de una lesión cerebral tienen tanto miedo de ofenderlo que se cierran o se muestran rígidos o distantes. Recuerde que las personas lesionadas pasan mucho tiempo "rodeados" por su lesión. Algunas veces, aligere la seriedad del momento diciendo o haciendo algo que los haga reír. Obviamente, no hará bromas acerca de sus limitaciones. Traiga un libro de chistes, un *cassette* o un vídeo de su cómico favorito. Tal vez ofenda a otras personas, ¡pero ese es el riesgo que corren muchos cómicos! ¡Siéntase libre de reír si el paciente hace una broma!

Afecto: Esto no debería ni mencionarse. Si tiene problemas para expresar su afecto hacia el sobreviviente, intente visualizar las veces en su vida que sintió el mayor afecto por él o ella y trate de recobrar ese momento. Piense en cosas que usted solía amar de esa persona y que aún ama ahora. Imagine que bien se sentirá el paciente al sentirse amado. Junto con la risa, el amor puede hacer maravillas para ayudar a sanar al sobreviviente.

CAPÍTULO CINCO: AFRONTANDO LA SITUACIÓN

"Cuando alguien me preguntaba que cómo estaba, sonreía amablemente y le decía que "bien". Ellos sabían, tan bien como yo, que no estaba bien. De hecho, estaba exhausta y me sentía como un volcán a punto de hacer erupción. Fue hasta que mi hija de 12 años mostró temor cuando le pregunté si había terminado su tarea que me di cuenta de que había estado siendo demasiado brusca con ella. Ahora me cuido mejor; he estado hablando con un psicólogo. Comencé a pasear en bicicleta con mi hija y ahora siento que puedo ser una mejor madre".

- J. P., Responsable del cuidado de un paciente

Igual de importante que el bienestar del sobreviviente de una lesión cerebral es el bienestar de su grupo de apoyo. Esto incluye a la familia, amigos y a los cuidadores. Es fácil para los seres queridos concentrarse en el cuidado de esa persona y descuidar sus propias necesidades y deseos.

Lo que muchas personas no entienden es que al no cuidarse a sí mismos, también están lastimando al sobreviviente y a otros seres queridos. ¿Piense en lo que podría suceder si usted se agotara y ya no estuviera disponible para su ser querido lesionado cuando realmente lo necesitara?

Como seres humanos, tenemos la necesidad de vivir nuestra propia vida y cuidarnos hasta donde sea razonable.

El primer paso para aprender a cuidarse a sí mismo es como hacer frente a sus sentimientos. Cuidar a un sobreviviente de una lesión cerebral también es una nueva realidad para USTED.

El siguiente paso para cuidarse usted mismo es saber qué esperar de su nueva realidad. Si usted espera que alguien con una pierna fracturada salga a correr con usted, sólo estará preparándose para una decepción y frustración. De manera similar, no puede esperar que alguien con una lesión cerebral funcione igual que lo hacía antes, o incluso en la forma en que usted piensa que debería poder hacerlo ahora. Parte de saber lo que debe esperar es no esperar nada más que el mejor esfuerzo propio. Si al sobreviviente de una lesión cerebral le está tomando meses para poder pronunciar una palabra, entonces tal vez eso sea lo mejor que puede hacerlo. Si se siente decepcionado de usted mismo por no estar con el paciente siete días a la semana, tómese un descanso —es probable que usted también esté haciendo lo mejor que puede. Cuando no se tienen estas expectativas, usted aprende a apreciar y a sentirse contento con las pequeñas cosas.

El tercer paso es aprender a encontrar un equilibrio entre alentar el progreso y aceptar las limitaciones. Busque grupos de apoyo y otros recursos que le ayuden a crear este equilibrio.

Aceptar y manejar sus sentimientos

Muchas de las emociones que sentimos durante los primeros días pueden durar semanas o incluso meses. Tal vez haya momentos de pánico, temor, enojo, confusión, frustración, estrés y sentirse abrumado —esto es normal. Lo que ayuda es saber que, con el tiempo, la mayoría de estos sentimientos disminuirán. Es importante no suprimir sus sentimientos ni culparse por tenerlos, o incluso preguntarse por qué tardan tanto en desaparecer.

Un sentimiento común que sienten los miembros de la familia es la negación. Se niegan a reconocer que las cosas están tan mal como se ven. Piensan que están manejando las cosas bien y que todo volverá pronto a la normalidad. Aunque esto no represente la realidad, puede ser una manera saludable para algunas personas, a corto plazo, para sobrellevar las cosas. En cierta forma, la negación les da a aquellos que la sienten un especie de "vacación" del constante desconcierto que están sintiendo. De la misma manera en que unas vacaciones reales pueden renovar y relajar a una persona, este tipo de vacación mental también puede preparar a las personas para manejar los asuntos que puedan surgir. Sin embargo, la negación puede ser un problema si persiste. Afrontar su nueva realidad es un proceso, pero es un proceso vital para ayudar a su sobreviviente, a su familia y a usted mismo.

Como miembro de su familia, puede sentir tremendos sentimientos de culpa, y puede culparse a sí mismo o a los demás por permitirles hacer algo que haya contribuido a su lesión. Cierto grado de culpa es normal, pero la culpa extrema y/o culpar a los demás puede ser dañino. Las familias necesitan mantener las cosas en perspectiva: no vivan en el pasado y traten de enfocarse en el presente.

Hay cosas que usted puede hacer para hacer frente a sus sentimientos de manera apropiada. En lugar de enojarse con usted mismo o con alguien más, utilice las muchas estrategias para reducir el estrés tal y como se describen más adelante en este capítulo.

Qué esperar durante el proceso de recuperación

"No pude manejar durante muchos años. Después de lograr que me reinstauraran la licencia, las dificultades que tenía con la orientación y con la memoria a corto plazo hacían que manejar fuera extremadamente difícil y aterrador".

- D. S., Sobreviviente de lesión cerebral.

Del paciente/sobreviviente

Es comprensible que el sobreviviente de una lesión cerebral esté pasando por muchas cosas, tanto física como emocionalmente. Cada lesión es diferente y cada sobreviviente también lo es. Puede ser un luchador y reponerse de los golpes, o puede sentirse devastado. Puede haber veces que esté en negación, deprimido y no esté motivado a tratar de recuperarse y otras veces que esté tan ansioso de recuperarse que pondrá todo su esfuerzo para lograr la meta de la recuperación. Puede haber ocasiones en que necesite un hombro para llorar, un entrenador que lo motive hacia la recuperación, o simplemente necesite que lo dejen en paz. Las familias y los cuidadores pueden, a veces, ser el "costal de los golpes" emocionales del paciente. De hecho, el sobreviviente de la lesión cerebral puede sentirse tan amado y tan tranquilo con ciertos miembros de su familia que se sientan lo suficientemente seguros para expresar sus sentimientos de esta manera. Por otro lado, habrá muchos pacientes que estén, sorprendentemente, alegres.

No importa cómo actúe y reaccione el sobreviviente, necesitará saber que su familia y amigos están disponibles para brindarle apoyo. Esto incluye alentarlo cuando sea apropiado, dejarlo en paz cuando se los pida, y hacer una o dos bromas para alegrarlo. Si el paciente desquita su enojo en su familia o amigos, es importante que nadie lo tome como algo personal. La paciencia se convertirá en una nueva realidad para los seres queridos de los sobrevivientes de lesiones cerebrales.

De usted mismo

La mayoría de los miembros de la familia y cuidadores tratan de convertirse en superhéroes. Usted podrá estar disponible en todo momento, ser comprensivo, paciente, brindar apoyo y todas las demás cualidades que el sobreviviente de la lesión cerebral necesita y tendrá que lograr todo esto mientras continúa con su propia vida. Es importante reconocer sus limitaciones porque agotarse de más no es saludable para ellos ni para usted.

Los cuidadores pueden esperar sentir la alegría de ver a alguien lograr algo que nunca pensaron que podrían lograr. Sin embargo, los cuidadores también pueden esperar perder la calma, impacientarse, querer darse por vencidos, irse o desmoronarse emocionalmente. Somos humanos –estas cosas van a pasar. Es por esto que es importante para los cuidadores y para aquellas personas muy involucradas en el proceso de recuperación tomar recesos de manera habitual.

Aprendiendo a encontrar un equilibrio

"Estuve a su lado 24 horas al día durante dos meses. Dormía poco, comía mal y prácticamente me aparte del resto del mundo... finalmente me di cuenta cuando de repente entré en pánico y tuve que salirme, de inmediato, del hospital. Manejé durante dos horas, analicé mis pensamientos y descubrí que, durante los últimos dos meses, había perdido mi identidad, igual que le había pasado a él...me había convertido en una de las piezas de equipo del hospital. Durante ese tiempo manejando, tomé la

difícil decisión de que tenía que limitar mis visitas y dedicarme tiempo a mí misma".

- C.R., Cuidadora

Es un arte mantener el equilibrio entre cumplir con sus obligaciones hacia los demás mientras se es fiel con uno mismo.

Cuidándose a usted mismo

Cada persona necesita cosas diferentes para poder sentirse atendido. Algunos podrían necesitar masajes semanales, otros podrían necesitar un juego de golf, algunos otros pueden necesitar un hombro para llorar y otro más querrán ir de compras. Lo que sea que le brinde bienestar (siempre y cuando no sea destructivo), debe realizarse con regularidad. Apague el timbre de su teléfono y pida a alguien más (el portavoz de la familia) que ponga al corriente a los miembros de la familia sobre la condición del paciente. Asigne a diferentes miembros de su familia distintas tareas y horario para visitar el hospital.

Las estrategias como respirar profundamente, salirse de la habitación, dar un paseo y apretar una pelota "contra el estrés" pueden ayudarle a enfrentarse con sus emociones en ese momento. Ayudar a los demás debería de hacerle sentir vigorizado. Si no es así, necesita tomar más recesos y hacer más por usted mismo.

Suele ser de mucha utilidad para los familiares compartir sus sentimientos entre ellos, con amigos, con otros parientes, o con los profesionistas. ¡Lo importante es sacar esos sentimientos! Hable con otras personas que hayan pasado por una situación similar. Únase a grupos de apoyo. Aliente a los demás a hacer preguntas y también a expresar sus sentimientos. Como mínimo, lleve un diario (escrito o grabado) para expresar todo lo que está sintiendo.

Sus hospitales locales y centros comunitarios pueden darle información sobre el cuidado de pacientes y el Internet tiene varios sitios que brindan apoyo a los cuidadores. Le sugerimos encarecidamente que se ponga en contacto con estas o con otras agencias y participar en un grupo de apoyo.

Empoderándose usted mismo

Las sugerencias de esta sección pueden ser aplicables tanto para el cuidador como para el paciente. Durante momentos de estrés como estos, muchas personas sienten una pérdida de control. Aunque no es posible controlar la lesión cerebral de la persona, su recuperación, tratamiento, comportamiento, emociones, etc., sí es posible recobrar un sentido de control con simplemente tomar la iniciativa por las cosas que sí están bajo su control. Esto puede incluir hacer cosas para mejorar su salud y bienestar, ayudar a otros, y hacerse la vida más fácil.

Ejercicio

Existen pocos expertos en la salud, si es que los hay, que no estaría de acuerdo en que una persona saludable debe de hacer ejercicio. Bajo supervisión médica, el ejercicio puede reducir el estrés, mejorar su salud, ayudar a su autoestima y brindarle un sentido de que está logrando algo positivo. Este último beneficio puede ser el más relevante para los cuidadores que se sienten impotentes por la situación.

Ofrezca su tiempo como voluntario

Probablemente no haya nada más valioso que ayudar a los demás sin esperar nada a cambio. Si por cualquier motivo no puede ayudar a su ser querido de la manera que usted quisiera, puede ofrecerse como voluntario para hacer algo a un nivel más filantrópico. Esto ayuda a los demás y lo hace sentir más útil y necesitado. También puede ayudar al paciente de manera indirecta al ofrecerse como voluntario para alguna causa relacionada con las lesiones cerebrales.

Use listas, computadoras, aplicaciones para teléfonos inteligentes, medidores de tiempo y hojas engomadas para notas (Post-it Notes)

Se tenga o no una lesión cerebral, cuando las personas están estresadas, la memoria suele sufrir las consecuencias. En lugar de tratar de forzarse a recordar algo, escriba todo. De esta manera puede ayudar a aclarar su mente. Aproveche la tecnología para crear diarios, listas de cosas por hacer y recordatorios electrónicos. Le sorprenderá lo aliviado que se sentirá de no tener que recordar una docena o más cosas. Su mente estará más disponible para cosas más importantes, como estar mental y emocionalmente disponible para usted mismo y para los demás.

CAPÍTULO SEIS: ASUNTOS FINANCIEROS

"Utilizamos todos nuestros ahorros y tuvimos que vender la casa porque ya no podíamos pagar la hipoteca mensual. Mi esposa no podía trabajar tiempo completo porque ella era la responsable de cuidarme. Fue hasta que contactamos a un abogado y nos enteramos sobre nuestras opciones que las cosas empezaron a cambiar".

- T.G., Sobreviviente de una lesión cerebral

Las familias que pasan por este tipo de crisis saben muy bien la carga económica que implica el tratamiento y rehabilitación del paciente; para lo que muchas familias no siempre están preparadas es cómo van el paciente y su familia a mantenerse económicamente a largo plazo. Típicamente, los seguros cubren costos asociados con el tratamiento y la rehabilitación, pero con frecuencia las familias no saben qué hacer cuando se trata de planear fuentes de ingreso para el futuro de la familia y costos para su bienestar. Algunas de las fuentes para ambas categorías de ayuda financiera se describen abajo.

Financiamiento para la rehabilitación

La Ley de Protección al Paciente y el Cuidado de Salud Asequible (tcc "Obamacare") fue promulgada con carácter de ley el 23 de marzo de 2010, y ratificada por la Suprema Corte el 28 de junio de 2012. Esta Ley requiere que todos los estadounidenses tengan seguro médico para el 2014 o que paguen una cuota por cada mes en que no tengan la cobertura mínima básica descrita en la ley. Los 10 beneficios básicos incluyen: servicios para pacientes ambulatorios (atención sin hospitalización), servicios de urgencia, hospitalización, cuidado de maternidad y recién nacidos, servicios de salud mental y tratamiento contra las adicciones, medicamentos prescritos por un médico, servicios y aparatos de rehabilitación y de habilitación, servicios de laboratorio, servicios preventivos/de bienestar y tratamiento para enfermedades crónicas, y servicios pediátricos.

Seguros privados

Costos médicos asociados con enfermedades o accidentes están cubiertos por seguro médico privado, ya sea en un plan individual o de grupo. *El seguro ya debe de estar activo al momento de la lesión.* Mientras que la Ley de Cuidado Médico Asequible protege contra negación de cobertura por alguna condición preexistente, la inscripción en este programa está limitada al período anual de inscripción, a menos que usted tenga un evento calificable (ejemplos: mudarse a otro estado, ciertos cambios en sus ingresos y cambios en el tamaño de su familia (si se casa, se divorcia o tiene un bebé). La cantidad de cobertura por cada seguro, los médicos y hospitales, y los servicios cubiertos, variarán entre diferentes pólizas; de manera que es importante contactar a la compañía del seguro de salud para averiguar los beneficios específicos.

"Medicare"

El servicio de *"Medicare"* está disponible durante un período de 7 meses en torno al cumpleaños número 65 de una persona (el período de inscripción inicial comienza 3 meses antes de cumplir los 65 años, el mes en que cumplen 65 y tres meses después), o para aquellas personas que tienen una discapacidad o una enfermedad crónica de los riñones. El servicio lo administra el gobierno federal y se aplica a través de la Administración del Seguro Social. La cobertura de *"Medicare"* consta de dos partes. La Parte A cubre servicios de hospital incluyendo servicios proporcionados al paciente mientras está internado, cuidado en una instalación especializada de convalecencia y cuidados proporcionados en el hogar del paciente por un empleado de la salud. Usualmente no requiere de pago. La Parte B cubre servicios de médicos, servicios de laboratorio y atención para pacientes de consulta externa. Existen opciones de *"Medicare"* complementario para cubrir diferencias o "huecos" en los servicios, tales como: *Medigap, Medicare Advantage*[1] (Parte C), y *Medicare*

Prescription Drug Coverage² (Parte D). Estos son vendidos por compañías de seguro aprobadas por *"Medicare"*. La Ley de Cuidado de Salud Asequible NO reemplaza a *"Medicare"*, pero lo reforma al extender los derechos y beneficios para aquellos que califican.

"Medicaid"

Este es un Proyecto conjuntamente financiado entre el gobierno federal y el estatal para ayudar a los estados a brindar atención médica a personas elegibles que lo necesiten. Dentro de los amplios lineamientos nacionales, cada estado establece sus propios criterios de elegibilidad, el tipo, la duración, la cantidad y el alcance de los servicios, así como la tarifa de pagos. Verifique con el programa *"Medicaid"* de su estado para averiguar los detalles de la cobertura.

Compensación a trabajadores

Si una persona se lesiona mientras está trabajando, la póliza de compensación para trabajadores del empleador puede cubrir muchos de los servicios requeridos para el tratamiento. Cada póliza es distinta y mantiene estrictos requisitos de elegibilidad. Estos necesitan ser verificados con el empleador del paciente y con las oficinas estatales

---

[1] Ventaja Medicare

[2] Cobertura para Medicamentos por Prescripción Médica de Medicare

apropiadas. Asegúrese de averiguar sobre el pago por vacaciones, faltas por enfermedad e ingreso sobre incapacidad a largo plazo. Vea sobre la posibilidad de que se le otorgue un permiso de ausencia prolongada, así como la elegibilidad de beneficios por pensión. Algunas pólizas de seguro proporcionan un ingreso suplementario después de ocurrido un accidente. La compensación a trabajadores también puede proporcionar ingreso en algunos casos.

Cobertura militar

"TRICARE" proporciona atención médica para miembros activos del servicio militar de los Estados Unidos (Ejército, Naval, Fuerza Aérea, Cuerpo de Marinos, Guardia Costera, Cuerpo Comisionado del Servicio de Salud Pública de los EUA y la Administración Nacional Oceánica y Atmosférica) , la Guardia Nacional y los miembros de la Reserva, jubilados, familias militares, sobrevivientes y otros miembros inscritos en el Sistema de Informes de Elegibilidad de Inscripción de la Defensa (DEERS por sus siglas en inglés). La inscripción puede completarse en instalaciones emisoras de tarjetas de identificación de servicios uniformados. Los beneficios y planes varían de acuerdo a la categoría del beneficiario. Es críticamente importante que los patrocinadores y los beneficiarios mantengan su información DEERS actualizada (*www.tricare.mil*).

La Administración de Salud de los Veteranos (VA) es el programa de salud para militares veteranos elegibles. La inscripción en este programa satisface los requisitos de cobertura de la Ley de Cuidados de Salud Asequible. Los servicios de atención médica son gratis para la mayoría de los veteranos. Los beneficios médicos integrales incluyen atención preventiva, primaria y especializada, medicamentos, servicios de salud mental, servicios de atención en el hogar, servicios geriátricos y extendidos, equipo médico y prótesis, y más (*http://explore.va.gov*).

Compensación a sobrevivientes de un crimen

Si la lesión cerebral es el resultado de un asalto o crimen violento, el sobreviviente puede ser elegible a recibir beneficios a través de este programa. La aprobación para estos beneficios se hace por medio de un proceso de solicitud iniciado al comunicarse con la oficina local de la administración de justicia.

Las víctimas de crímenes violentos también pueden recibir un reembolso de parte del estado por pérdidas elegibles cuando las pérdidas no pueden ser reembolsadas por otros medios. El Consejo de Compensación para Víctimas de California (Consejo Estatal) administra el programa que está principalmente financiado por multas por restitución ordenadas por un juzgado a ser pagadas por infractores convictos en cada caso. Pérdidas elegibles para reclamos de pagos del Consejo Estatal incluyen: gastos médicos y relacionados a servicios médicos para la víctima, incluyendo gastos dentales; gastos funerarios y de sepelio para muertes por actos criminales hasta por $5,000, gastos de reubicación hasta por $2,000 por hogar, tratamientos de consulta externa de salud mental o consejería y costos por psicoterapia en pacientes internados en hospital; para las víctimas directas, pérdidas de salarios hasta durante cinco años después de la fecha del crimen; hasta 30 días de pérdida de salario para un padre o tutor legal de una víctima menor de edad que ha sido hospitalizado o ha muerto como resultado del crimen, pérdida de manutención para los dependientes legales de una persona muerta o lesionada como víctima de un crimen, sistemas de seguridad para el hogar o mejoras de hasta $1,000 si el crimen ocurrió en el hogar de la víctima, y limpieza de la escena del crimen por hasta $1,000 si la víctima murió dentro de una residencia como resultado del crimen http://www.vcgcb.ca.gov/victims/.

Fuentes de ingreso a largo plazo

Programa de Seguridad de Ingreso Suplementario (SSI por sus siglas en inglés)

El SSI está disponible a personas discapacitadas (según la definición de la Administración del Seguro Social) que nunca han estado empleados, tienen bajos ingresos, pocos bienes, o que tenían discapacidad antes de haber contribuido al fondo del Seguro Social. La elegibilidad se basa en la necesidad económica. Los beneficios de SSI se consideran un suplemento y la cantidad pagada varía de un estado a otro. La solicitud se hace por medio de la Administración del Seguro Social.

Ingreso del Seguro Social por Discapacidad (SSDI por sus siglas en inglés)

SSDI está disponible a personas cuya discapacidad ocurrió dentro de un período de cinco años a partir de su último empleo y que han estado empleados durante un tiempo específico. Los cónyuges mayores de 62 años pueden recibir beneficios, al igual que un cónyuge de cualquier edad que esté encargado de cuidar a un niño con una discapacidad o menor de 16 años. Las viudas y viudos mayores de 50 años que sufran una discapacidad son elegibles para este beneficio siempre que el cónyuge fallecido haya cumplido con el requisito de los criterios de empleo. Los hijos solteros también pueden recibir beneficios, siempre y cuando se cumplan ciertos criterios. No hay requisitos financieros para recibir este beneficio y pueden recibirse hasta la edad de 65 años. Después de los 65 años, los beneficios de SSDI se convierten, automáticamente, en beneficios de jubilación del Seguro Social. La solicitud se hace por medio de la Administración del Seguro Social.

"CalWorks"

Lo que comenzó como *Ayuda para Familias con Hijos Dependientes* se convirtió en el programa *Ayuda Temporal para Familias Necesitadas* en 1996. En California, el programa se llama CalWorks – un programa de bienestar que proporciona efectivo y servicios como ayuda al corto plazo para vivienda, alimentos, ropa, atención médica y servicios públicos. La solicitud se hace por medio del Departamento de Servicios Sociales (http://www.cdss.ca.gov/calworks/) o por la oficina local del Departamento de Bienestar del Condado.

CAPÍTULO SIETE: ASUNTOS LEGALES

Un sobreviviente de una lesión cerebral puede tener que tomar en cuenta varios asuntos legales, incluyendo si la lesión es o no responsabilidad de otra persona. Será de gran ayuda para los miembros de la familia conocer algunas de las leyes y decretos que se mencionan abajo, así como otras que no se mencionan aquí.

Si cree que la lesión de su ser querido puede ser culpa de otra persona, debe buscar asesoría legal de inmediato. No deje pasar el tiempo para buscar representación legal porque puede haber límites en el tiempo –llamados periodos de prescripción- que le prohíben buscar compensación después de que ha pasado cierto tiempo. Organizaciones como la Fundación sobre Lesiones Cerebrales de San Diego[3] son excelentes recursos para ayudarle a buscar asesoría legal que se especialice en lesiones cerebrales.

Leyes relacionadas con lesiones cerebrales

---

[3] San Diego Brain Injury Foundation

Ley de Daños Corporales

Si un individuo ha sufrido una lesión cerebral como resultado de la acción o inacción de otra persona o entidad (comercial, jurídica, etc.), esa persona puede presentar una demanda por daños corporales en contra de la persona o entidad responsable con el fin de recuperar daños monetarios. Cada caso personal de lesiones implica establecer la responsabilidad y los daños. La responsabilidad se refiere a demostrar que la persona o entidad a la que se demanda es responsable legalmente por la lesión. Los daños se refieren a la cantidad de daños monetarios, los a que su vez dependen del grado o magnitud de la lesión sufrida. Existen ciertos límites de tiempo (período de prescripción) para presentar una demanda legal y el no cumplir con estas fechas límite previene, de manera permanente, el poder recuperar por daños a través de un proceso judicial. Adicionalmente, entre más tiempo se demore en contratar a un abogado, la evidencia se vuelve menos válida, haciendo que una acción legal eficaz sea más difícil. Si usted considera que la lesión pudo haber sido por culpa de alguien más, debe de buscar ayuda legal de inmediato.

Negligencia Médica

La negligencia médica es una forma de daños corporales y puede manejarla un abogado especializado en daños corporales, pero en realidad merece analizarse por separado. Típicamente, la negligencia médica resulta por conducta incorrecta o descuido por parte del médico u otro proveedor del cuidado de la salud. Puede tratarse de un error quirúrgico, un diagnóstico incorrecto, el no emitir un diagnóstico, errores con los medicamentos o la falta de consentimiento informado, entre otros. Firmar el formulario de consentimiento de un médico no le da derecho a éste de desempeñarse a un nivel inferior a las normas establecidas.

Para demandar por negligencia médica, el sobreviviente de una lesión cerebral (víctima) debe establecer el deber legal del proveedor de cuidado de la salud (demandado), que él o ella fallaron en cumplir con los estándares razonables de atención relacionada con esa obligación, resultando en un daño para el sobreviviente.

El paciente tiene el derecho legal de revisar su expediente médico. Es esencial presentar una demanda lo más pronto posible, para evitar que prescriba el período de validez y cause que el caso no sea aceptado debido a que ya venció el tiempo permitido para establecer la demanda. Cada estado tiene diferentes períodos de prescripción, así que consulte con un abogado local especializado en daños corporales o negligencia médica.

Decretos Legislativos

Durante las últimas décadas, el Congreso ha aprobado una cantidad de leyes y decretos para proteger los derechos de los ciudadanos discapacitados. Si en cualquier momento usted piensa que el trato hacia su ser querido no es justo, asegúrese de contactar a alguna agencia gubernamental, a un abogado, o revise en línea para enterarse mejor de sus derechos. A continuación presentamos una descripción breve de algunos decretos relevantes, junto con el año en que se aprobaron o enmendaron.

El Decreto Olmstead (1999) determina que es una violación contra la Ley para Estadounidenses con Discapacidades (ADA por sus siglas en inglés) requerir que una persona discapacitada reciba tratamiento en una institución en lugar de en un entorno comunitario. Lo que esto significa para el paciente con una lesión cerebral es que si él o ella desea recibir tratamiento y/o servicios en la comunidad, en lugar de en una casa de convalecencia, por ejemplo, tiene el derecho de que así sea. Si el estado se niega, entonces estará violando la Ley ADA a menos que pueda proporcionar una razón que sea suficiente. Sin embargo, la decisión Olmstead no da derecho a una persona de permanecer en una institución si el estado determina que dicho individuo debe de regresar a la comunidad (www.ADA.gov).

La Ley de Vivienda Justa (1968) – prohíbe la discriminación en la venta, renta o financiamiento de viviendas basada en la raza, color, religión, sexo u origen. El Título VIII fue enmendado en 1988 para incluir a individuos con discapacidades (www.hud.gov/offices/fheo).

La Ley de Rehabilitación (1973) requiere que las agencias de rehabilitación vocacional desarrollen un "programa escrito de rehabilitación individualizada" para cada persona que reciba servicios. La Sección 504 de la Ley proporciona oportunidades de adaptaciones para adultos y niños con discapacidad en el entorno educativo, laboral y otros; y protege a las personas discapacitadas de la discriminación en programas y actividades con subsidios federales. Las Secciones 501 y 503 protegen al discapacitado de discriminación laboral por agencias o contratistas federales.

.

La Ley para Estadounidenses con Discapacidades (ADA) (1990) prohíbe la discriminación laboral (para empleadores con 15 empleados o más), en servicios públicos, en adaptaciones y servicios públicos administrados por entidades privadas, y en las telecomunicaciones. Los gobiernos estatal y local están cubiertos independientemente del número de empleados que tengan (www.ADA.gov).

Las Enmiendas al Decreto de Rehabilitación (1992) reconocen que los individuos con discapacidades son capaces de tomar decisiones informadas, son competentes, tienen muchas destrezas y desean participar en rutinas normales. El Título I presupone que las personas con discapacidades, incluyendo aquellos con discapacidades severas, son capaces de participar en empleos remunerados. El Título VII establece normas para vivir de manera independiente.

El Decreto de Boleto para Trabajar y Mejoramiento de los Incentivos Laborales (1999) – El Programa del Seguro Social "Boleto para Trabajar" es un programa gratis y voluntario para personas de los 18 a los 64 años de edad que son ciegos o tienen una discapacidad y que reciben beneficios del Ingreso del Seguro Social por Discapacidad (SSDI por sus siglas en inglés) o del Seguro de Ingreso Suplementario (SSI). La intención es reducir la dependencia en los pagos por discapacidad, ofrecer a la persona discapacitada la oportunidad de volver a participar en el trabajo remunerado y ser independiente, financieramente, de la ayuda del gobierno (http://www.ssa.gov/work/overview.html, 2014).

Cuando busque representación legal para su sobreviviente de una lesión cerebral, es muy importante que encuentre un abogado que tenga experiencia en clientes con lesiones cerebrales. Los abogados que han trabajado con otros sobrevivientes en el pasado –o que se especializan en casos sobre lesiones cerebrales– podrán ayudarle mejor a usted y a su familia a buscar compensación.

Asuntos sobre la Autonomía del Paciente

Junto con las consideraciones legales y financieras que deben atenderse, están los asuntos relacionados con la autonomía del sobreviviente de lesión cerebral. Se deben tomar decisiones relacionadas con el tratamiento médico, con la administración y uso de fondos y bienes e incluso con designar a los encargados de cuidar a los hijos dependientes de la persona lesionada. Algunas de estas decisiones se tendrán que tomar de inmediato y otras con el paso del tiempo. Le recomendamos encarecidamente que consulte con abogados especializados en asuntos legales, financieros y a largo plazo específicos para personas con lesión cerebral y sus familias.

Tutela

La tutela es una relación legal entre el sobreviviente de la lesión cerebral (persona en tutela) y una persona designada por un juzgado (tutor). La tutela se establece una vez que un juez determina que la persona discapacitada no es "competente", de acuerdo a la documentación médica. El tutor recibe la obligación y el derecho de actuar a nombre de la persona lesionada para tomar decisiones personales, legales y financieras que puedan afectar todos los aspectos de la vida de la persona lesionada.

Aunque nombrar un tutor puede ser difícil y emotivo para las familias, esto debe determinarse tan pronto como sea posible si ésta es la mejor opción. Los familiares deben consultar con su abogado, con el médico, con el trabajador social y con el tutor propuesto para ayudar a tomar esta determinación.

Poder

Este es un acuerdo legal por escrito, por medio del cual una persona (el mandante) nombra a otra persona (el agente) para actuar en su representación. El agente recibe autoridad restringida o amplia para tomar decisiones que van desde el tratamiento médico hasta las financieras. Un poder es semejante a una tutela, con la excepción de que éste típicamente requiere de poca supervisión, si es que la hay, por parte de un juzgado. La persona es elegida por el individuo lesionado, quien deberá tener la suficiente competencia para seleccionar un poder válido, y dicha selección deberá hacerse muy cuidadosamente, ya que el juzgado no estará monitoreando estrechamente al agente. Un poder puede otorgarse para propósitos específicos o más generalizados.

Conservaduría

Es similar a la tutela, con la excepción de que el individuo lesionado no necesita ser declarado incompetente por un juez. No obstante, la relación aún se establece en el juzgado. Los conservadores son los responsables principales de administrar los asuntos financieros de la persona lesionada, pero podría también extenderse a asuntos de bienestar personal.

Fideicomisos

El uso de un fideicomiso puede ser un método adicional para administrar los bienes de un individuo incapacitado para hacerlo por sí mismo. El "fiduciario" maneja la inversión y distribución de fondos de tal manera que beneficien a la persona con la lesión cerebral y la conducta del fiduciario tiene obligatoriedad legal. Si los bienes en fideicomiso requieren de una administración experta, se puede nombrar a un banco o a otra institución como fiduciario. Los fideicomisos pueden designarse como fijos o flexibles en cuanto a la forma en que se invierten o distribuyen los fondos, dependiendo de las necesidades del individuo lesionado.

Planificación Patrimonial

La planificación patrimonial implica tramitar la administración y disposición del patrimonio (bienes) de un individuo después de su fallecimiento. Esto podría incluir el uso de testamentos, fideicomisos, pólizas de seguro y otras disposiciones. Se pueden crear fideicomisos para asegurar recursos financieros adecuados para el individuo lesionado después de la muerte de un familiar o de un cuidador.

CAPÍTULO OCHO: MÁS ALLÁ DE LA REHABILITACIÓN

Muchas personas creen que una vez que la persona con lesión cerebral ha recobrado su funcionamiento básico ya se ha "recuperado" y no necesita más ayuda. Mientras que esto podría ser cierto en el sentido de rehabilitación física u ocupacional, todavía hay asuntos para los que la persona necesitará guía. Aun cuando el sobreviviente de una lesión cerebral sea capaz de vivir en forma independiente, todavía necesita adaptarse a una forma de vida, a un nuevo sentido de identidad, a nuevas relaciones y a cambios en sus destrezas laborales o relaciones en su trabajo. Esto podría sonar trivial en comparación con lo que acaba de pasar el paciente, pero estos pueden ser asuntos sumamente importantes para el sobreviviente.

Asuntos prácticos para el paciente

He aquí algunos retos típicos a los que se enfrentan los sobrevivientes de una lesión cerebral.

Adaptarse a las nuevas realidades de la vida diaria

Imagine que usted es un sobreviviente de una lesión cerebral y que su médico lo ha designado como "recuperado". Usted podría todavía tener problemas con la memoria, el lapso de atención, sus habilidades organizacionales, la depresión y la planeación. No oye muy bien y no puede caminar sin un bastón. En un día típico, suena la alarma de su despertador pero usted no la escucha, así que se levanta tarde. No sólo eso, sino que se dio la misma cantidad de tiempo que acostumbraba darse para estar listo por la mañana, excepto que ahora le toma el doble de tiempo. No recuerda dónde están sus calcetines. Se le olvidó cómo usar el tostador y olvidó tomar sus medicamentos.

Ya no puede manejar para ir a trabajar o a hacer mandados, así que debe tomar el autobús, pero se le olvidó cómo llegar a la parada e incluso qué autobús tomar. Se está cansando de caminar por todo el vecindario con un bastón buscando la parada del autobús y una vez que la encuentra, la gente se le queda mirando porque camina "chistoso". Se le olvidan los nombres de las personas con las que trabaja. Tal vez lo hayan "degradado" a un trabajo más sencillo. Ya es hora de irse a casa y cocinar la cena, pero no puede organizarse lo suficiente como para preparar sus alimentos, así que sólo come unas galletas. Le da trabajo ponerse sus pijamas, se le olvida poner la alarma del despertador y no puede dormirse.

Para algunos, podría sonar extremo, y para otros, esto suena como un "buen" día. Un sobreviviente de una lesión cerebral podría tener que lidiar con situaciones iguales a ésta y aunque la situación pueda mejorarse, podría tomar algo de tiempo. También podría haber algunas cosas que nunca serán igual que antes, como su memoria, sus habilidades para organizarse y la capacidad de caminar sin ayuda. La persona lesionada se verá expuesta a miradas e incluso comentarios torpes de personas desconocidas, o aun de sus amigos, conocidos y familiares.

El sobreviviente de la lesión cerebral será visto en una luz diferente por casi todas las personas a su alrededor. Algunos sentirán lástima; otros admiración. Si el sobreviviente se ve normal físicamente, pero tiene dificultades cognitivas, las otras personas pueden sentirse molestas e impacientarse con sus limitaciones. Sin embargo, esperamos que la mayoría de ellas traten al sobreviviente de la lesión cerebral como la persona que siempre ha sido y sigue siendo.

Recobrando el sentido de identidad

"Mi vida como esposo, padre de mi hijo de 9 años, consultor industrial y escritor de libros de ficción cambió para siempre. Algunos aspectos para mal, pero otros para bien".

- D.M., Sobreviviente de lesión cerebral

Uno de los mayores problemas que enfrentan los sobrevivientes de una lesión cerebral es que ya no pueden definirse a sí mismos a través de su trabajo, pasatiempos, relaciones, estatus social o posesiones; ahora deben encontrar una manera para aclimatarse a su nueva realidad. Aprenden a enfocarse en lo que pueden hacer ahora. Un padre quizá no pueda ayudar a sus hijos con la tarea, pero ahora puede pasar más tiempo y reír con ellos. Tal vez ya no sea el astuto hombre de negocios que antes era, pero ahora ha descubierto su lado compasivo y quiere ayudar a los demás. Aún puede bromear y hacer reír a la gente y esto reconforta a aquellos que lo recuerdan por su sentido del humor. No puede bailar sin usar un bastón, pero lo intenta y ha aprendido a ser más cariñoso con su esposa.

El proceso de recuperar el sentido de identidad será diferente para todos. Algunas personas tal vez quieran tiempo para descubrirlo por sí solos y otros querrán bastante apoyo y guía de su familia. Cualquiera que sea el método, la familia debe de respetar las necesidades y deseos del sobreviviente.

Reformando las relaciones

Una mujer puede identificarse a sí misma como esposa, madre, hermana y supervisora. Con la lesión viene un cambio de identidad, un cambio de funciones y un subsiguiente cambio en las relaciones. Tal vez éstas no cambien para empeorar o ni siquiera terminarse. De hecho, muchas relaciones pueden fortalecerse y ser más satisfactorias.

Uno de los elementos cruciales para reformar las relaciones es el perdón. Si un sobreviviente de una lesión cerebral solía ser cruel y mal intencionado, la lesión podría cambiarlo en un individuo amable y responsable. Los miembros de la familia y los amigos necesitan poder perdonar el pasado. Por otro lado, también puede ser una situación en la cual una persona que antes era amable y gentil se ha convertido en una persona enojada y pesimista. Trate de también perdonar eso. Si usted sabe que esa no es su "naturaleza", tal vez haya una razón biológica para esta nueva conducta que no puede controlar. Incluso, tal vez deba perdonar sin que la persona lesionada se disculpe, porque tal vez no esté consciente de haber cometido una ofensa antes o ahora.

Si un sobreviviente tiene hijos, el asunto de volver a formar relaciones puede ser muy complicado. Los padres tienen sus funciones tradicionales y los niños lo saben. Cuando estos papeles cambian, como cuando el padre ya no puede ser una figura de autoridad, los niños podrían rebelarse, retraerse o presentar otras conductas dañinas. Si esto es un problema en su familia, le alentamos encarecidamente que busque consejería familiar para resolverlo.

También puede ser difícil volver a definir las relaciones laborales. Siempre que hay una relación jerárquica que ha cambiado, el respeto puede ser un problema mayor. Si un sobreviviente regresa al trabajo en un puesto de menor responsabilidad, o incluso en el mismo puesto, los compañeros y subordinados podrían no saber cómo comportarse apropiadamente. Sería bueno que, el primer día de vuelta al trabajo, el sobreviviente proporcione un esquema (verbal o escrito) de sus nuevas capacidades, lo que pueden esperar los compañeros, como le gustaría ser tratado y como pueden esperar sus compañeros ser tratados.

Las amistades pueden desaparecer. Al principio, algunos amigos lo visitarán con frecuencia, le enviarán tarjetas y flores y llamarán para saludarlo. Pero conforme pasa el tiempo, estas personas continuarán con su vida y no pensarán en lo difícil que es la vida para otra persona. En lugar de lamentar la pérdida de amistades, los pacientes y los cuidadores deben de fomentar la formación de nuevas amistades, tal vez con otros sobrevivientes.

Reformar las viejas relaciones es un esfuerzo en equipo. El sobreviviente y su familia, los amigos y los compañeros de trabajo deben colaborar para definir y establecer la nueva función de cada persona. Estas funciones deben de ser explicadas con claridad, llegar a un acuerdo, respetarlas y ser flexibles.

Ser "Productivo"

Regresar a la escuela

Los adultos sobrevivientes de una lesión cerebral pueden elegir regresar a la escuela para volver a tomar una capacitación vocacional, para obtener un título o simplemente para el enriquecimiento personal. Regresar a la escuela puede ser especialmente difícil debido a la gran y constante demanda en la capacidad de aprendizaje del alumno y para recordar información nueva, además de organizar el tiempo de manera eficaz.

Las instituciones de educación superior que reciben fondos federales o estatales, generalmente tienen oficinas de Servicios y Programas para Estudiantes con Discapacidades (DSPS por sus siglas en inglés), algunas veces llamadas Servicios para Estudiantes Discapacitados (DSS por sus siglas en inglés) u otros nombres similares. Las oficinas de DSPS proporcionan servicios de apoyo educativo, instrucción especializada y adaptaciones razonables para alumnos con discapacidades verificadas, de manera que puedan participar completamente y beneficiarse de su educación al igual que sus compañeros no discapacitados. Se recomienda que los sobrevivientes de una lesión cerebral usen estos servicios y adaptaciones especiales. Típicamente, se elabora un Contrato Educativo para el Estudiante (SEC por sus siglas en inglés), el cual vincula sus metas, plan de estudios y adaptaciones a su limitación educativa específica relacionada con su discapacidad. Es responsabilidad del estudiante acceder a las adaptaciones indicadas en su SEC.

Algunos ejemplos de adaptaciones razonables pueden incluir, pero no están limitados a:

- Inscripción prioritaria,
- Consejería/tutoría especializada,
- Supervisión en exámenes (para permitir al alumno tomar exámenes en un entorno más tranquilo),
- Tiempo adicional durante exámenes,
- Servicios para tomar notas,

- Acceso a equipo/programas adaptativos,
- Opciones para grabar las clases,
- Estacionamiento para discapacitados, etc.

Algunos colegios, universidades o programas de educación contínua pueden ofrecer cursos especializados, tales como técnicas de estudio, etc. para sobrevivientes de lesiones cerebrales.

Colocación de empleo y regresar al trabajo

Uno de los aspectos más intimidantes de la recuperación de un sobreviviente de lesión cerebral es el prospecto de volver al trabajo. Hay muchos motivos por los que el sobreviviente puede querer regresar a trabajar. No es sólo una manera de ganar dinero, sino que también es una oportunidad de tener contacto social, estructura en el día y estimulación. Durante este proceso, el sobreviviente puede querer prepararse haciendo trabajo voluntario, tomando una clase y participando en actividades recreativas. Si el sobreviviente puede regresar a su trabajo anterior, pueden ser útiles algunas de las sugerencias mencionadas anteriormente sobre las relaciones laborales. También puede ser útil para el sobreviviente reunirse previamente con su empleador para revisar el puesto laboral, las obligaciones, los requisitos y comportamientos esperados del empleado. También deberá hablarse sobre cualquier adaptación que pueda proporcionar el empleador para ayudar al sobreviviente.

Algunos ejemplos de adaptaciones razonables pueden incluir, pero no están limitados a:

- Instalar rampas, barandales y espacios para discapacitados en los estacionamientos
- Retirar el equipo que obstruya el paso
- Proporcionar metas, estrategias e instrucciones laborales por escrito
- Permitir un horario flexible, incluyendo iniciar con menos tiempo, trabajo compartido y/o más recesos si fuera necesario
- Proporcionar tiempo adicional para aprender (o volver a aprender) las obligaciones
- Desglosar las tareas y obligaciones en pasos más pequeños
- Proporcionar diagramas con dibujos para las técnicas de resolución de problemas (por ejemplo: diagramas de flujo)
- Establecer juntas semanales con el empleado para hablar sobre la productividad y asuntos relacionados con el lugar de empleo (*Job Accommodations Network*, 2003)

Si el individuo con la lesión cerebral necesita buscar un nuevo empleo, debe buscar ayuda recurriendo a recursos comunitarios, organizaciones sobre lesiones cerebrales o agencias de empleos. Consultar con su médico y reunirse con el Departamento de Rehabilitación es un buen lugar para empezar. Ofrecerse como voluntario puede dar a la persona buena retroalimentación sobre sus intereses, capacidades, fortalezas y retos. Es una buena idea que el individuo sea sincero con respecto a sus capacidades con cualquier posible empleador o agencia de empleo. El individuo debe preguntar cuáles son las obligaciones específicas de cualquier trabajo, incluyendo los requisitos físicos como levantar objetos, estar de pie durante largo períodos, viajar o cualquier cosa que vaya más allá de lo que el individuo con lesión cerebral puede hacer.

La Ley para Estadounidenses con Discapacidad (ver Capítulo Siete) prohíbe a los posibles empleadores discriminar contra personas discapacitadas. Por lo tanto, ser honesto con respecto a las limitaciones ayudará a garantizar la mejor combinación de empleador y empleado. Si la discriminación aparenta ser un problema, la persona debe buscar asesoría de un abogado. Tenga en mente que si no se contrata a la persona discapacitada porque no puede desempeñar las obligaciones laborales requeridas, esto no se considera como discriminación.

Asuntos emocionales para los miembros de la familia

"Las familias también necesitan lamentarse por la pérdida de como solía ser su ser querido".

- T.M., Sobreviviente de lesión cerebral

Viviendo con la nueva identidad del paciente

La persona que la familia conocía ya no existe. Aún vive, pero tal vez en un cuerpo alterado y con una identidad diferente. Además de la gama de emociones que sentirá la familia, también puede haber un sentimiento de pérdida. La familia puede sentir dolor e incluso querer estar de luto simbólico por su pérdida. Puede ser terapéutico para la familia reconocer juntos esta pérdida (con o sin el sobreviviente de la lesión cerebral, dependiendo de ellos), para lamentarse e incluso para tener algún tipo de ceremonia. Para algunos, una ceremonia puede resultar extrema, pero al permitirse sentir esta pérdida, podrán seguir adelante y apreciar a la nueva persona de su familia.

Una vez que se haya manejado la pérdida, las familias pueden ahora dirigir sus energías en aceptar al nuevo miembro de la familia. Muchos de nosotros podríamos preferir negar que las cosas sean distintas, pero no podremos progresar si no enfrentamos la realidad. Conozcan a la nueva persona en su vida –lo que le gusta y disgusta, sus hábitos, limitaciones, capacidades, comportamiento y otras cualidades que lo hacen único. Aprendan a aceptar y a apreciar a esta nueva persona. Dense cuenta de que éste es quien él o ella es ahora y que podría tomar tiempo acostumbrarse a la nueva identidad.

CAPÍTULO NUEVE: LESIÓN CEREBRAL DURANTE LA INFANCIA

"Cuando mi hijo fue dado de alta del hospital de rehabilitación pensamos que lo peor ya había pasado. Sabíamos que las cosas eran diferentes, pero nunca nos imaginamos que, después de dos años, nuestra vida sería tan distinta de la que teníamos antes. Cuando salimos del hospital ese día, realmente no comprendíamos que este camino apenas empezaba"

-JP, Padre de un niño de 5 años con lesión cerebral

Después de que el cerebro de un niño ha sufrido una lesión, surgen una cantidad de preocupaciones y preguntas.

¿Va a vivir mi hijo?
Si vive, ¿va a volver a ser normal?
¿Cuáles son los efectos a largo plazo cuando el cerebro ha sido dañado?
¿Va a poder aprender mi hijo?
¿Van a regresar a la normalidad todas las capacidades de mi hijo?
¿Qué le depara el futuro a mi hijo?
¿Podrá mi hijo ir a la universidad y obtener un trabajo?

La recuperación de una lesión cerebral durante la infancia puede ser un camino largo e incierto. No hay dos niños iguales, así como no hay dos lesiones cerebrales iguales. Esto es porque tanto el cerebro y el niño aún están creciendo y madurando. Puede haber variaciones en los síntomas y en la recuperación debido a la edad en la que se lesione el niño, así como a la naturaleza de la lesión cerebral. Por ejemplo, los infantes y niños pequeños con una lesión cerebral pueden parecer como "de vuelta a la normalidad" a los días, semanas o meses después de haber sufrido la lesión. Sin embargo, conforme crecen y su cerebro se desarrolla y madura, las partes del cerebro que se lesionaron pueden no funcionar como debieran. Dependiendo de la edad del niño cuando ocurre la lesión cerebral, los expertos médicos pueden predecir los tipos de retos cognitivos, de aprendizaje, físicos y emocionales que puede presentar el niño en el momento y en el futuro y desarrollar un plan de intervención apropiado para ayudar al niño durante el proceso de recuperación.

Conceptos erróneos acerca de las lesiones cerebrales en infantes

Hay algunos conceptos erróneos acerca de las lesiones cerebrales en los niños. El primero es que *"los niños se recuperan de una lesión mucho más fácil que los adultos".* Las investigaciones han mostrado que el cerebro en desarrollo de un niño pequeño es más vulnerable a una lesión cerebral y puede tomar muchos años para que las consecuencias de la lesión se hagan evidentes. Por ejemplo, un niño de 3 años de edad que sufre una lesión cerebral puede no mostrar problemas hasta que está en la escuela y tiene dificultad para aprender los números, las letras y los colores. El segundo concepto erróneo es que *"la recuperación física es una señal de que el cerebro se ha curado"*. Una vez que el niño comienza a caminar después de una lesión, se asume que el niño se ha recuperado. Sin embargo, las investigaciones muestran que los niños recuperan sus habilidades físicas antes que las funciones cognitivas y emocionales. Los problemas en el aprendizaje, en la memoria, en el comportamiento y emocionales pueden persistir durante meses e incluso años.

Síntomas comunes después de una lesión cerebral

Una lesión cerebral afecta las capacidades físicas, las habilidades de razonamiento y las respuestas emocionales y del comportamiento. Igual que con los adultos, dificultades que son comunes a las lesiones en niños pueden incluir algunas de las siguientes (BIAA, 2007):

Memoria:

- Dificultad para recordar información aprendida anteriormente
- Dificultad para recordar una serie de instrucciones de varios pasos
- Dificultad para comprender y aprender palabras y conceptos nuevos

- Dificultad para recordar eventos del día

Atención y Concentración:

- Se distrae fácilmente en situaciones muy ocupadas o ruidosas
- Dificultad para mantenerse enfocado en un tema
- Dificultad para completar trabajos

Razonamiento y Resolución de problemas:

- Dificultad para organizar y completar proyectos a largo plazo
- Dificultad para poner en secuencia los pasos necesarios para planear una actividad
- Dificultad para encontrar soluciones

Lenguaje:

- No habla específicamente sobre un tema o usa palabras imprecisas
- No entiende el significado de una conversación cuando se usa humor, argot o metáforas en el lenguaje
- Dificultad para encontrar las palabras correctas para expresarse

Funciones sensomotoras:

- Requiere tiempo adicional para completar los trabajos debido a una velocidad de procesamiento más lenta
- Dificultad para copiar información
- Se desorienta en lugares muy concurridos

Comportamiento y emociones:

- Dice o hace cosas inapropiadas socialmente

- Se frustra muy fácilmente
- No tiene conciencia de o niega cualquier impedimento resultante de la lesión

Físicas:

- Fatiga y falta de resistencia
- Dolores de cabeza
- Menor velocidad motriz y coordinación
- Pérdida del oído y visión

Rehabilitación para niños con lesión cerebral

Porque cada lesión cerebral es diferente, el plan de rehabilitación del niño se adaptará para cubrir sus necesidades especiales y particulares de la mejor manera posible. La rehabilitación es el proceso de restaurar las capacidades que se han perdido debido a la lesión. Ese proceso puede empezar en la unidad de cuidados intensivos (ICU por sus siglas en inglés) y continuar todo el tiempo que se requiera. Inicialmente, en el ICU, el equipo médico trabajará para prevenir complicaciones que impidan la recuperación. Una vez que el niño esté médicamente estable, probablemente serán transferidos a un programa de rehabilitación de pacientes hospitalizados o externos. El programa de rehabilitación trabajará con el niño y con la familia para ayudarles a volver a aprender las habilidades que el niño perdió mientras se les enseña a usar nuevas estrategias para hacer las cosas de una manera diferente y compensar por las dificultades que están teniendo después de una lesión cerebral. Los especialistas en rehabilitación pediátrica usan técnicas terapéuticas basadas en juegos para atraer la atención del niño y poder incrementar las habilidades. Los niños aprenden mejor a través del juego enfocado en habilidades mentales y físicas, tales como la comprensión y recordar, aprender nuevos conceptos, expresarse, coordinando los movimientos motrices y manejando las emociones. El juego proporciona repetición y práctica, lo que es esencial después de una lesión cerebral y necesaria para volver a desarrollar las habilidades perdidas. El juego es una parte natural de la vida del niño y de la familia y permite el seguimiento y generalización de habilidades en el entorno del hogar. Es bien sabido que los resultados de los niños se mejoran cuando los padres tienen consistencia en dar seguimiento a través de programas de intervención en casa, los que permiten la repetición necesaria para dominar una habilidad.

El proceso de recuperación puede suceder durante un período largo. Como regla general, la mayor parte de la recuperación ocurrirá durante el primer año después de la lesión. Sin embargo, cambios sutiles pueden continuar ocurriendo durante dos a cinco años después de la lesión. Durante las etapas rápidas de la recuperación, la intensidad de la terapia de rehabilitación será mayor. Conforme la recuperación se hace más lenta, la intensidad de la terapia también disminuirá. Siempre que el niño muestre progreso continuo, la terapia está justificada.

Regresando a la escuela después de una lesión cerebral

Después de que el niño vuelve a casa del hospital o lugar de rehabilitación, regresar a la escuela es el siguiente paso en el proceso de recuperación. Las necesidades educativas y emocionales de un niño con una lesión cerebral son, usualmente, distintas que antes. Puede que ahora tengan dificultad para concentrarse, poco sentido común, impulsividad, dificultades con la memoria y desorganización. Es esencial planear cuidadosamente el regreso del niño a la escuela. Es vital estar al pendiente de algunos de estos problemas y reportarlos a los proveedores de servicios médicos y/o terapeutas si son aparentes.

Una reintegración exitosa al entorno escolar involucra factores esenciales como 1) planeación colaborativa y coordinada por un equipo médico de rehabilitación, la familia y el personal de la escuela para tomar las decisiones apropiadas para el desarrollo óptimo del plan educativo; y 2) proporcionar recomendaciones específicas en relación a las intervenciones y adaptaciones en la escuela por parte del equipo de rehabilitación. Antes de regresar a la escuela, el equipo médico de rehabilitación deberá colaborar con la familia y personal de la escuela para determinar si el niño se beneficiará de un Plan Educativo Individualizado (IEP por sus siglas en inglés) o por un Plan 504. De acuerdo con la Ley Educativa para Individuos con Discapacidades del 2004 (IDEA 2004 por sus siglas en inglés), las dificultades cognitivas y del comportamiento asociadas con un diagnóstico de lesión cerebral traumática (TBI por sus siglas en inglés), permiten al individuo que califique para un IEP y para servicios de educación pública en escuelas públicas. Algunos niños con lesión cerebral pudieran no cumplir con los criterios para un IEP, pero se beneficiarán de algunas adaptaciones dentro del entorno escolar y recibirán ayuda por medio del desarrollo e implementación de un Plan 504.

Un Plan 504 se refiere a la Sección 504 del Decreto de Rehabilitación y la Ley para Estadounidenses con Discapacidades (ADA), las que especifican que ninguna persona con una discapacidad puede ser excluida de participar en programas o actividades subsidiados por el gobierno federal, incluyendo la educación primaria, secundaria o superior. En este contexto, una discapacidad se refiere a un "impedimento físico o mental que limite, de manera substancial, una o más actividades primordiales de la vida". Tanto el IEP como el Plan 504 son herramientas que describen que estrategias individualizadas de enseñanza y adaptaciones se darán al niño para ayudarle a aprender mejor en el entorno académico. Por favor revisar las secciones sobre *Recursos y Bibliografía,* al final del capítulo, para información sobre estrategias específicas de enseñanza para niños con lesiones cerebrales.

Aumentando la autoestima e independencia de su hijo después de una lesión cerebral

Es difícil ver a un niño batallar con los cambios físicos, emocionales, del comportamiento, del aprendizaje y/o sociales después de una lesión cerebral. *Guided Success* es una estrategia que las familias pueden usar para ayudar a aumentar la autoestima y la independencia (Deaton, 2006):

- Simplificar el trabajo si es muy difícil.
- Proporcionar suficientes sugerencias y apoyo al niño para que tenga éxito.
- Minimizar los errores para prevenir la depresión y una baja autoestima.
- Usar las fortalezas del niño para aumentar la confianza en sí mismo y la motivación.

Es importante identificar los apoyos que el niño necesita para aprender y tener progreso en casa, en la escuela y en la comunidad (Deaton, 2006):

- Proporcionar un entorno que mantenga al niño seguro.
- Dar sugerencias visuales si se requieren para lograr independencia (por ejemplo: recordatorios en notas para la rutina de la mañana)
- Ofrecer bastantes oportunidades para la estimulación, así como descanso y relajación. Sin embargo, esté consciente de que la sobre-estimulación puede llevar a comportamientos difíciles.
- Asigne tareas que estén al par de las habilidades del niño y hágalo responsable de cumplir con ellas. Deles recordatorios visuales sobre lo que tienen que hacer.
- Encuentre el sistema escolar que proporcione la mezcla correcta de apoyos y retos para su hijo.

- Ayude a que los amigos del niño se diviertan y sepan cómo ayudar al niño cuando lo necesite.
- Proporcione actividades donde todos puedan participar.
- Encuentre opciones recreativas comunitarias que sean accesibles y disfrutables.
- Ayude a los padres de los amigos a entender las capacidades del niño y cuando y porque ocupan ayuda.
- Asegúrese de que el niño tenga la oportunidad de hacer cosas para los demás (elegir un regalo, doblar la ropa, hacer una tarjeta para una ocasión especial), ya que esto desarrolla la autoestima y la compasión, ayuda a formar relaciones y permite practicar las habilidades.
- Encuentre actividades como voluntario que sean adecuadas para las capacidades e intereses del niño.

Ayudando a las familias a enfrentar las consecuencias a largo plazo de una lesión cerebral

Una lesión cerebral de un niño no sólo afecta al niño, sino que también afecta a toda la familia. La vida ya no es igual para los padres y hermanos después de la lesión cerebral. Mientras que cada situación es un poco distinta, existen problemas que son comunes y que los tienen muchos miembros de la familia, como por ejemplo menos tiempo para los demás, sentimientos de descuido y soledad, preocupaciones financieras, cambios en las funciones de los miembros de la familia, problemas con la comunicación y falta de apoyo de otros miembros de la familia y amigos. Los miembros de la familia también pueden tener sentimientos de ira, culpa, tristeza, sueños perdidos y miedo al futuro. ¡No está solo en lo que está sintiendo!

Las familias pueden enfrentar las consecuencias a largo plazo de una lesión cerebral al tomar tiempo para ellos mismos, mantener horarios regulares, hacer ejercicio de manera regular, participar en grupos de apoyo, mantener el sentido del humor, ser más asertivos sobre el apoyo que necesitan y ajustar las diferentes funciones y responsabilidades dentro del ámbito familiar. Con el tiempo, las familias reportan que han formado una vida muy distinta pero a la vez muy gratificante conforme han aceptado los problemas y retos; y se sienten orgullosos de lo que han pasado y logrado en nombre del niño con la lesión cerebral.

GLOSARIO

Abulia: Ausencia o incapacidad para ejercer la voluntad o para tomar decisiones. También, una reacción lenta, falta de espontaneidad y respuestas habladas breves.

Acalculia: La incapacidad para realizar problemas aritméticos sencillos.

Actividades Motrices Finas: Actividades complejas que involucran la mano, como escribir y manipular objetos pequeños.

Actividades Motrices Gruesas: Movimientos grandes de las partes del cuerpo, como los que involucran rodar, sentarse y pararse.

ADL: Actividades de la vida diaria (ADL por sus siglas en inglés) (vestirse, bañarse, etc.)

Afasia: Dificultad para expresar y entender el lenguaje; puede afectar la habilidad de una persona para hablar en oraciones completas gramaticalmente y encontrar las palabras adecuadas, comprender el lenguaje hablado y/o leer o escribir.

Afecto/Actitud: La condición emocional observable de un individuo en cualquier momento dado.

Agnosia: Incapacidad para reconocer objetos familiares aunque el mecanismo sensorial esté intacto.

101

Agrafia: Incapacidad para expresar los pensamientos por escrito.

Alexia: Incapacidad para leer.

Ambular: Caminar.

Amnesia: Falta de memoria sobre eventos ocurridos durante un período específico.

Amnesia Postraumática (PTA por sus siglas en inglés): Un período de horas, semanas o meses después de una lesión durante el cual el paciente muestra pérdida de la memoria cotidiana.

Aneurisma: Una deformidad semejante a un globo en la pared de un vaso sanguíneo. La pared se debilita a medida que el globo crece y, eventualmente, puede reventarse causando una hemorragia.

Angiografía: Un examen de rayos-X que utiliza una tintura y cámara especial para tomar fotos del flujo sanguíneo y de estado en que se encuentran los vasos sanguíneos.

Anomia: Incapacidad para recordar los nombres de los objetos. Las personas con este problema usualmente pueden hablar con bastante fluidez pero tienen que usar otras palabras para describir objetos que les son familiares.

Anosognosia: El aparente desconocimiento de o falla en reconocer el defecto funcional que uno tiene.

Anosmia: Pérdida del sentido del olfato.

Anoxia: Falta de oxígeno. Las células cerebrales necesitan oxígeno para existir. Cuando se reduce el flujo de sangre al cerebro o cuando el nivel de oxígeno en la sangre es bajo, se dañan las células cerebrales.

Apraxia: Incapacidad parcial o completa para llevar a cabo una secuencia de movimientos planeados e intencionales ante la falta de parálisis, cambios sensoriales o deficiencias en la comprensión.

Apraxia Verbal: Deterioro del control de la secuencia adecuada de los músculos que se usan durante el proceso del habla (lengua, labios, músculos de la mandíbula, cuerdas vocales).

Aspiración: Inhalación de alimentos, líquidos o secreciones a los pulmones debido a un impedimento para tragar.

Astereognosia: Incapacidad de reconocer las cosas por el tacto.

Ataxia: Interrupción de los movimientos de los músculos lisos, caracterizada por la falta de coordinación.

Atrofia: El desgaste o disminución en el tamaño de una célula, tejido, órgano o parte del cuerpo causado por la falta de nutrición, inactividad o pérdida del suministro nervioso (inervación).

Bilateral: De ambos lados (del cuerpo).

Capacitación para caminar: Instrucción sobre cómo caminar, ya sea con o sin equipo; también conocida como capacitación ambulatoria.

Catéter: Un tubo para drenar orina; "interno": se inserta en la vejiga (Foley) o "externo": sobre el pene (condón).

Catéter Foley: Un tubo que se inserta en la vejiga para drenar orina, la que se recolecta en una bolsa de plástico.

Circunlocución: Uso de otras palabras para describir una palabra o idea específica que no puede recordarse rápidamente; por ejemplo, "esa cosa con grafito para escribir" en lugar de decir "lápiz".

Clono (Clonus): Una serie continua de sacudidas rítmicas, usualmente visibles en los tobillos o muñecas, causadas por el estiramiento rápido de un músculo.

Coma: Un estado de inconsciencia prolongado del cual el paciente no puede volver en sí, aún con fuerte estimulación.

Confabulación: Verbalizaciones sobre las personas, lugares y eventos sin base en la realidad.

Conmoción (Contusión): El resultado común de una sacudida o golpe a la cabeza que suele causar un estado mental alterado, ya sea temporal o prolongado.

Contractura: Pérdida del rango de movimiento de una articulación debido a acortamiento anormal de los tejidos blandos.

Contragolpe: Hematoma del tejido cerebral en el lado opuesto de donde ocurrió el golpe.

Control Motriz: Regulación del ritmo y contracción de los músculos para producir un movimiento fluido y coordinado del cuerpo.

Convulsión: Actividad eléctrica incontrolada en el cerebro, la que puede producir una convulsión física, síntomas físicos menores, alteraciones en el pensamiento, inconciencia, incontinencia o una combinación de síntomas. El tipo de convulsión y los síntomas que la acompañen dependen del lugar en el cerebro donde ocurre la actividad eléctrica anormal.

Crónico: Caracterizado por una larga duración o frecuencia recurrente.

CT/Tomografía Axial Computarizada (TAC): Una serie de rayos-X computarizados del cerebro, a distintos niveles, para mostrar su estructura y posibles lesiones y sangrado.

Cuadriparesis: Falta de control de los cuatro miembros del cuerpo como resultado de una lesión cerebral (Ver Paresis).

Decúbito Prono: Acostarse boca abajo.

Decúbito Supino: Acostarse de espaldas.

Deglución Modificada con Bario (MBS por sus siglas en inglés): Estudio especializado de rayos-X en la cual se observa al paciente mientras deglute (bebe) substancias que pueden verse a través de una fluoroscopía (usualmente con bario líquido o alimentos cubiertos con bario) para evaluar su capacidad para deglutir (tragar) de manera segura y eficaz. Este estudio, también conocido como Evaluación de Deglución por Video-Fluoroscopía (VFSE por sus siglas en inglés), usualmente se realiza ante la presencia de un terapeuta de habla y lenguaje.

Defensividad al Tacto: Ser extremadamente sensible al tacto; quitarse, llorar, gritar o golpear cuando se le toca.

Derivación: Un tubo colocado quirúrgicamente en los ventrículos del cerebro para retransmitir y depositar el exceso de líquido cefalorraquídeo en la cavidad abdominal o en el corazón para prevenir la acumulación de líquido y, por lo tanto, presión en el cerebro.

Diplopía: Ver dos imágenes de un solo objeto; visión doble.

Disartria: Habla confusa, arrastrada resultante de la debilidad y/o falta de coordinación de los músculos usados para producir habla y sonidos.

Disfagia: Un trastorno para tragar caracterizado por la dificultad de mover los alimentos de la boca al estómago. Puede incluir problemas para posicionar la comida en la boca.

Edema: Acumulación de líquido en un tejido causando inflamación.

Educación Especial: Enseñanza especializada y apoyos educativos para estudiantes con necesidades de educación especial.

Electroencefalograma (EEG): Un procedimiento que usa electrodos en el cráneo para registrar la actividad eléctrica del cerebro.

Electromiografía (EMG): Inserción de electrodos tipo aguja en los músculos para estudiar la actividad eléctrica de las fibras musculares y nerviosas.

Entubar: Colocar un tubo por la boca del paciente al pasaje respiratorio.

Espasmo: Una contracción súbita, anormal e involuntaria.

Espasticidad: Un marcado aumento involuntario en el tono muscular (tensión) caracterizado por reflejo hiperactivo y acortamiento del músculo.

Estado Vegetativo: Ausencia de la capacidad de respuesta y conciencia debido a una disfunción abrumadora de los hemisferios cerebrales, donde ocurren el nivel de razonamiento superior y la conciencia. Los reflejos autónomos y motrices y los ciclos de sueño-vigilia se preservan debido a un funcionamiento suficiente de las partes más primitivas del cerebro. Después de cuatro semanas en **estado vegetativo** (VS por sus siglas en inglés), se clasifica al paciente como en **estado vegetativo persistente**. Este diagnóstico se reclasifica como **estado vegetativo permanente** (PVS por sus siglas en inglés) después de aproximadamente un año de que ocurre la lesión cerebral traumática (TBI).

Estado Vegetativo Persistente (PVS por sus siglas en inglés): Una condición de larga duración en la que el paciente no pronuncia palabras y no sigue órdenes ni tiene respuesta alguna que tenga significado.

Estrabismo: "Ojos bizcos"; los ojos no están alineados correctamente uno con el otro, dando como resultado visión doble.

Estrategias Compensatorias: Técnicas o aparatos para compensar o reponer por las dificultades incurridas después de una lesión cerebral; por ejemplo, usar una agenda diaria detallada para compensar por los problemas de memoria.

Evacuar: Orinar.

Extensión: Estirar una articulación, como estirar la pierna a la altura de la rodilla.

Extremidad: Brazo o pierna.

Fase de estancamiento: Un estancamiento temporal o permanente en el proceso de recuperación.

FEES: Significa Evaluación Endoscópica de Fibras Ópticas para Tragar (siglas en inglés). El terapeuta de lenguaje puede ver la etapa faríngea del movimiento de tragar por medio de una laringoscopia con fibra óptica flexible que se pasa a través de la nariz hasta la garganta. Se dan al paciente una variedad de alimentos y la habilidad del paciente para tragar cada tipo de comida se graba y analiza en un monitor de televisión.

Férula: Un soporte de metal, yeso o plástico usado para posicionar adecuadamente una o más articulaciones para reducir la tensión muscular, aumentar el rango de movimiento y/o permitir un mayor uso de dicha parte del cuerpo.

Flácido: Falta de tono muscular; fofo o blando.

Flexión: Doblar una articulación, como doblar el codo.

Halo: Un anillo de metal que se usa para pacientes con lesiones en la parte superior de la médula espinal, sujeto en y alrededor de la cabeza del paciente, permitiendo la alineación apropiada del cuello y de la columna vertebral.

Hematoma: La acumulación de sangre en los tejidos o en un espacio después de la ruptura de un vaso sanguíneo.

Hemianopsia: Pérdida de la mitad del campo visual en uno o en ambos ojos.

Hemiparesia: Debilidad en un lado del cuerpo.

Hemiplejía: Parálisis de un lado del cuerpo.

Hidrocéfalo: Agrandamiento de las cavidades llenas de líquido del cerebro, que no se debe a una atrofia cerebral.

Hipertónico: Aumento anormal del tono muscular o de la tensión.

Hipotónico: Disminución anormal del tono muscular o relajación.

Hipoxia: Insuficiencia de oxígeno llegando a los tejidos del cuerpo.

Incontinente: Incapacidad para controlar las funciones del esfínter y de la vejiga. Muchas personas con incontinencia pueden dejar de serlo con práctica.

Índice de Independencia Funcional (FIM por sus siglas en inglés): Una escala de 7 puntos que mide el nivel de discapacidad de un paciente e indica qué tanta ayuda se requiere para que la persona pueda realizar actividades de la vida diaria.

Imagen de Resonancia Magnética (MRI por sus siglas en inglés): Un procedimiento de diagnóstico que usa campos magnéticos para crear imágenes del tejido blando del cerebro para mostrar cambios en su estructura.

Labilidad: Cambios frecuentes en el estado emociona (pueden manifestarse como risa o llanto incontrolable).

Lesión Axonal Difusa (DAI por sus siglas en inglés): Una lesión esquilada de las fibras grandes de los nervios (materia blanca) en varias áreas del cerebro.

Lesión Cerebral Abierta: Ver "Lesión Cerebral Traumática"

Lesión Cerebral Adquirida (ABI por sus siglas en inglés): Una lesión cerebral que ocurre después del nacimiento y que no es hereditaria, congénita o degenerativa; no se refiere a lesiones cerebrales provocadas durante el parto.

Lesión Cerebral Cerrada: Ver "Lesión Cerebral Traumática"

Lesión Cerebral Traumática (TBI por sus siglas en inglés): Una lesión no degenerativa, no congénita al cerebro producida por una fuerza mecánica externa, que posiblemente lleve a una discapacidad permanente o temporal de las funciones cognitivas, físicas y psicosociales. Las TBIs cerradas, donde el cráneo permanece intacto, pueden ocurrir como resultado de un accidente de vehículo motorizado o caídas, golpes a la cabeza o vibración del tejido cerebral debido a explosiones, etc. Las TBIs abiertas son el resultado de penetración del tejido cerebral debido a balazos, cuchilladas o piezas rotas del cráneo, etc. La conciencia puede resultar alterada o disminuida debido a las TBIs.

Malingrar: Fingir enfermedad o discapacidad para evitar las obligaciones o el trabajo.

Negligencia: Un trastorno de atención en el cual el cerebro no pone atención o no reconoce el lado izquierdo del espacio o cuerpo.

Neologismo: Palabra inventada o sin sentido usada al hablar. Usualmente, la persona no se da cuenta de que la palabra no tiene sentido.

Neurodegeneración: Daño o muerte de las células nerviosas del cerebro, a menudo causado por enfermedades como el Alzheimer.

Nistagmo: Movimiento rápido e incontrolable de los ojos.

Ortopedia: La rama de la medicina dedicada al estudio y tratamiento del sistema del esqueleto, de sus articulaciones, músculos y estructuras asociadas.

Ortosis: Férula o soporte diseñado para mejorar la función del cuerpo o para proporcionar estabilidad.

Paraplejia: Parálisis de las piernas (de la cintura para abajo).

Paresis: Debilidad muscular causada por daño o enfermedad a los nervios; puede ser parálisis parcial o completa.

Percepción Motriz: Interacción de la vista con actividades motrices (musculares) como coordinación ojo-mano, comer, recoger objetos, etc.

Perseveración: Repetición incontrolable e involuntaria del habla, de una actividad motriz o de patrones de pensamiento.

Plan Educativo Individualizado (IEP por sus siglas en inglés): Un plan educativo individualizado para un alumno elegible para educación especial y/o servicios relacionados que indica los tipos y duración de servicios que necesita el alumno.

Planeación Motriz: Acción formulada en la mente antes de intentar realizarla.

Pre-mórbido: Un término para describir la condición del paciente antes de la lesión.

Presión Intracraneal (ICP): Presión del líquido cerebroespinal (CSF) que se mide con una aguja o punzón introducido en el espacio CSF que rodea al cerebro.

Problemas de Iniciación: Dificultad para iniciar actividades sin ayuda.

Programa para miembros del Departamento de Defensa y Veteranos con Lesiones en la Cabeza (DVHIP por sus siglas en inglés):– Programa cuya meta es asegurar que todo el personal militar y del Departamento de Veteranos con LCT reciban evaluación y servicios apropiados para sus lesiones.

Prótesis: Un miembro artificial.

Rango de Movimiento (ROM por sus siglas en inglés): El rango de movimiento que tiene una articulación, medido en grados.

Reeducación cognitiva: Desarrollar o volver a aprender los procesos involucrados en la acción de pensar.

Respirador: Máquina que realiza las funciones de respiración por un paciente que no responde al proporcionarle aire con la cantidad correcta de oxígeno a un ritmo preciso.

Sección 504: Parte del Decreto de Rehabilitación de 1973 que requiere que las escuelas que reciben fondos del gobierno federal proporcionen adaptaciones razonables para permitir la participación de una persona discapacitada.

Sensomotora: Se refiere a todos los aspectos del movimiento y de las sensaciones y a la interacción entre ambas.

Sinergia: Acción combinada de dos o más músculos para formar un patrón anormal de movimiento. La persona no puede mover uno sin mover el otro.

Somatosensorial: Actividad sensorial que se origina en otro lugar que no son los órganos sensoriales (como los ojos u oídos); transmite información al cerebro sobre el cuerpo y su entorno inmediato.

Subdural: Debajo de la duramadre (membrana dura) que cubre el cerebro y la espina dorsal.

Traqueotomía (Trac): Una abertura quirúrgica en la parte frontal de la garganta permitiendo el acceso a la tráquea o conducto del aire.

Temblor: Movimientos rítmicos de una parte del cuerpo que se intensifican entre más se trata de controlarlos.

Temblor (en descanso): Movimientos rítmicos mientras se está en Descanso; pueden disminuir durante movimientos voluntarios.

Tono Muscular: Se usa en la práctica clínica para describir la resistencia de un músculo al ser estirado.

Tubo Endotraqueal: Un tubo que sirve de pasaje artificial de aire y que se inserta a través de la boca o nariz del paciente. El tubo puede conectar a un respirador para el paciente.

Tubo de Gastrostomía (Tubo-G): Un tubo para alimentación que pasa directamente al estómago desde una incisión quirúrgica en el abdomen.

Tubo Nasogástrico (Tubo N/G): Un tubo que se pasa a través de la fosa nasal para llevar alimentos directamente al estómago.

Tubo de Yeyunostomía (Tubo Y): Un tubo para alimentar insertado quirúrgicamente en el intestino delgado.

Vestibular: Perteneciente al sistema vestibular del oído medio y del cerebro que siente los movimientos de la cabeza. Los trastornos vestibulares pueden conducir al mareo, tono muscular deficiente de la cabeza y cuello, así como la incapacidad para detectar movimientos rápidos de la cabeza.

(Referencias del glosario: *Brain-injury Glossary,* HDI Publishers, 1996; Long Island Head Injury Association y *The Essential Brain Injury Guide – Edition 4.0*, 2009, Brain Injury Association of America)

REFERENCIAS

Brain Injury Association of America, (www.biausa.org) (2014)

Brain Injury Association of America (2007). The Essential Brain Injury Guide: Edition 4.0. Vienna, VA: BIAA.

Betty Clooney Foundation, *Head Injury Fact Sheet, 2003.*Center for Disease Control and Prevention (CDC) (http://www.cdc.gov/traumaticbraininjury/get_the_facts.html). (2014)Deaton, A. (2006). Helping Children Succeed after Brain Injury. Wake Forest, NC: Lash Publishing.

DePompei, R & Tyler, J (2004). *Learning and Cognitive Challenges: Developing Educational Programs for Students with Brain Injuries.* Wake Forest, NC: Lash Publishing.

Dise-Lewis, J et al. (2002). *Brain Injury: Strategies for Teams and Re-education for Students.* Denver, CO: BrainSTARS Program.

Job Accommodations Network (JAN), (http://askjan.org/media/Brain Injury.html#acc, updated March, 2013.

National Association of State Head Injury Administrators, www.nashia.org, *June 2003*

National Institute of Health: National Institute of Neurological Disorders and Stroke, www.ninds.nih.gov, *June 2003*

Schoenbrodt, L. (Ed) (2001). *Children with Traumatic Brain Injury: AParents' Guide.* Bethesda, MD: Woodbine House.

Sellers, CW & Vegter, CH. (2000). The Young Child: *Myths & facts about brain injury in infants, toddlers & preschoolers.* Wake Forest, NC: Lash Publishing.

RECURSOS EN LÍNEA

Brainlinekids

- *http://www.brainline.org/landing_pages/features/blkids. htmlry-a-parents-guide-_pageall.html*

Brain Injury Association of America

- *http://www.biausa.org/brain-injury-children.htm*

Brain Injury Guide and Resources

- *http://braininjuryeducation.org/*

CBIRT: The Center on Brain Injury Research & Training

- *http://cbirt.org/*

Lash & Associates Publishing/Training, Inc.

- *http://www.lapublishing.com/*

LEARNet (Brain Injury Association of New York State)

- *http://projectlearnet.org/project_learn.html*

Project BRAIN

- *http://www.tndisability.org/article/project-brain*

San Diego Brain Injury Foundation

- *http://sdbif.org/*